U0066755

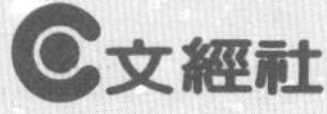
文經社

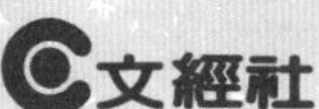

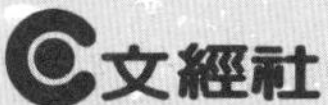
文經社

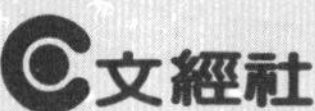
文經社

文經家庭文庫 115

快樂減重50kg

── 梁文偉醫師現身說法

梁文偉 著

俗話說
「上天為你關起了一道門，
必定會為你開啓另一扇窗」
就在我逐漸和人群愈離愈遠時，
老天爺果真給我開了扇窗，
讓我在網路虛擬世界裡遇到了真命天女
為了達到她開出來的「減五公斤可以見一次面」的條件，
我開始了減重大作戰……

COSMAX
PUBLISHING Co.
Since 1981

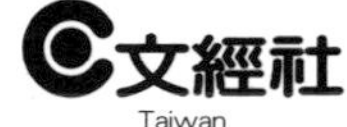
Taiwan

文經社徽記

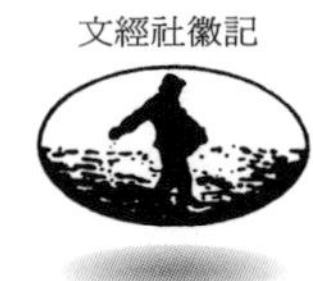

播種者
含淚播種的
必歡呼收割

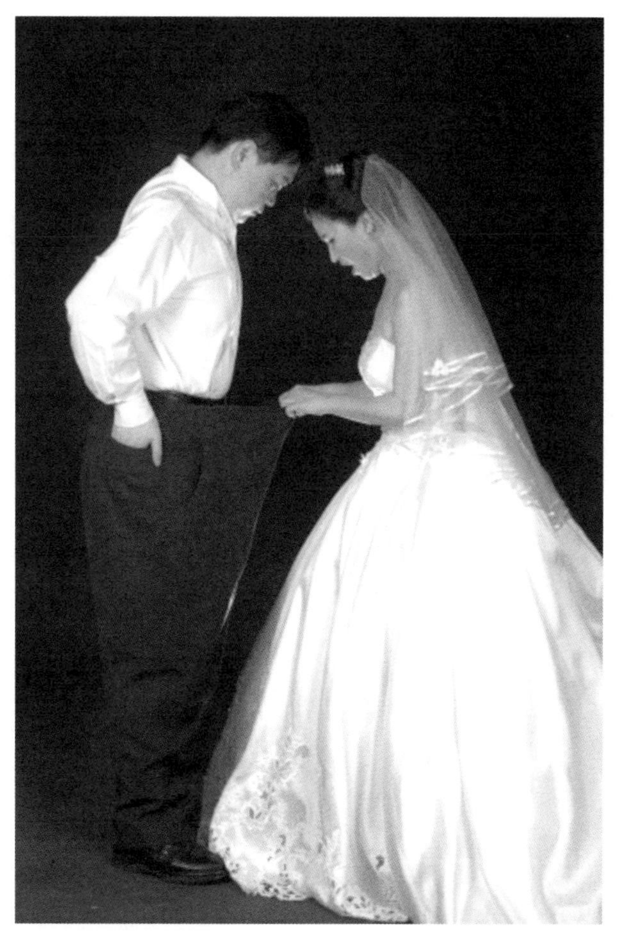

這個浪漫的愛情故事正好和減重的過程同時進行，因此，攝影師在我們拍婚紗時，特地要筆者將以前的大褲子拿出來，才有這張有趣的照片，也希望給有志減重者一些啟示。

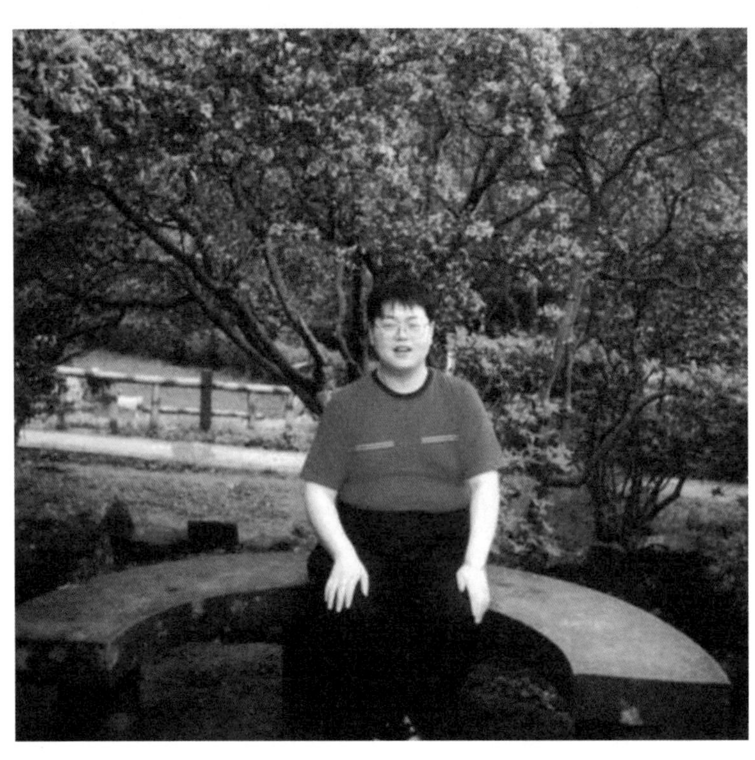

學生時代的照片。那時笑的還很開心，大概是還沒有體會到重量對自己的傷害吧！但現在回想起來，仍對那份童稚和純真感到一份溫馨，不管如何，都走過來了。

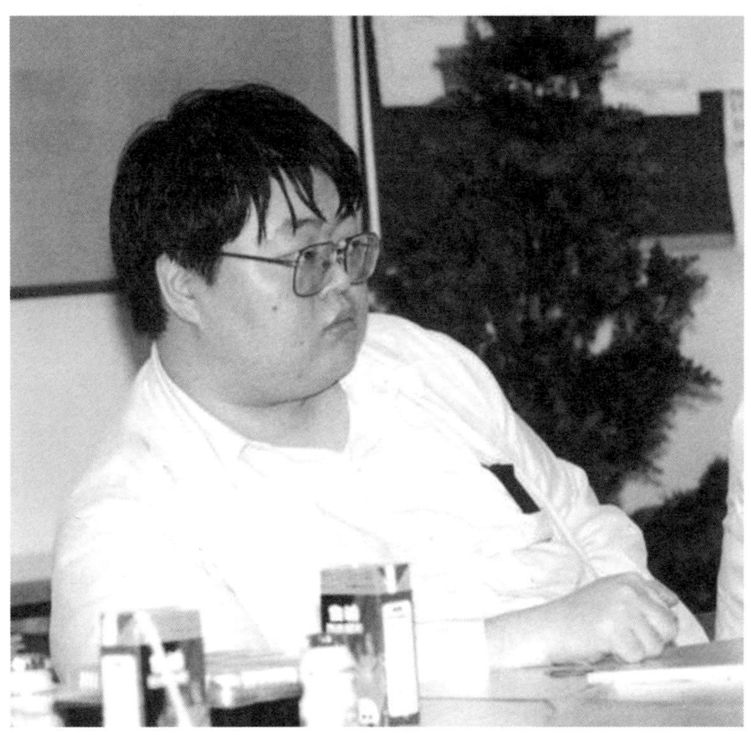

實習醫師最胖時的照片，果然很有威嚴。這是筆者最胖的時候，能留下這張照片也實在是很難得了！現在拿出來「獻醜」，也有警惕自己不要再胖回去的意味。

推薦序

減重——最重要的健康課題

如何減重塑身是現代人永遠流行的話題，像阿扁要減鮪魚肚，小馬哥要台北市民減百萬公斤，都是茶餘飯後總不免要聊到的話題，而「斤斤計較」也不僅變成了許多女士、先生們所專注的重點，更由於世界人口運動量和營養的急劇變化，早也成為大家不得不面對的重要健康課題之一。

對專門幫助患者減重的新陳代謝科醫師而言，減重尤其重要。因為不論面子、裡子，減重醫師都沒有胖的本錢。以裡子來說，體重減輕可以減少許多疾病產生的機率，如糖尿病、高血脂、高血壓，以及心臟病、中風發生的危險。同時，就面子上而言，勻稱而健康的身材是專業減重醫師應該具備的基本條件，對患者也才具說服力，否則一個比自己「大塊」許多的減重醫師在你面前侃侃而談減肥，能取信於誰？

但減重的確很難，雖然基本的原則「少吃多運動」大家都知道，不過，其實「減重的動機與決心」往往才是決定減重成功與否的關鍵。以梁醫師來說，他的減重經歷就有個浪漫的開始，也符合刺激他減重的重要動機。

他在網路上認識了個美麗的女友，鼓勵他減重，還開出了「減5公斤就寄照片給他」、「減10公斤就見一次面」的條件。在這種激勵之下，梁醫師毅力不減地瘦了40~50公斤，最後終於順利的把美嬌娘娶回家——這個浪漫故事早已傳遍台灣，甚至國外。

說起來，梁醫師這個專業減重醫師的背景，對他來說，是不幸也幸。不幸的是因為體重的關係，無法以專業取信於師長、同事，和患者；幸運的是，他擁有並鑽研了許多人沒有的專業減重知識，再加上美麗女友的鼓勵，讓他終於擺脫這個人生的噩夢。

現在，梁醫師把他自己的減重經歷公諸於世，配合專業知識與圖表整理，出版了這本《快樂減重50kg——梁文偉醫師現身說法》。如此成功的減重經驗，梁醫師娓娓道來平易近人，配合他自製的圖表、專業的解說，真的具有極高的說服力，尤其書中避免復胖、停滯期如何突破等部分，更是難得的經驗分享。相信這本書一定可以獲得所有減重者的共鳴，並引導大家得到良好的減重塑身效果。

陳光文

（本文作者為桃園聖保祿醫院醫療副院長）

自序

我的減重動機
恐懼的總和——

我和一般人一樣，家人都不胖，之所以從小就很胖的原因，應該歸究於是家中唯一的男丁，從小在媽媽辛勤「灌溉」下，體重像吹氣球一樣地膨脹起來。小時候，印象中最深刻的一件事就是，村子裡的流浪狗因為太餓了，誤把我油油、肥肥、嫩嫩的大腿當成了美味的豬蹄膀，狠狠地咬了一口，可見當時我有多「可口」了！唉！

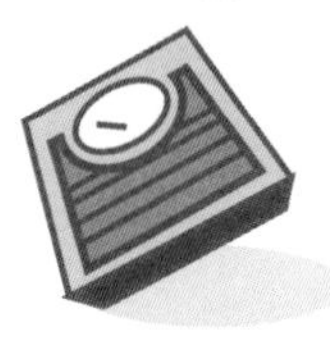

等到唸書的時候，任何有關於肥胖的形容詞自然也理所當然地都會加諸在身上，如：肥豬、脂肪合成獸、霹靂豬……等等各式各樣的綽號；那時候自己還不覺得自己胖，飲料照喝，零食照吃，食物反倒成為對抗升學壓力最有效的仙丹，體重也跟著年齡一路增加。獎狀愈多，體重器就愈往右擺。不知不覺中，等到唸醫學院時體重竟然已經超過一百四十公斤；開始實習的時候，更重到醫院的體重計都量不出體重了。

老實說，肥胖的人生是寂寞的，即使是人人稱羨的準醫師亦是如此。例如，未減重前，我就患有「椅子恐懼症」。

大家如果看過電影「情人眼裡出西施」，一定對女主角將餐廳椅子坐垮的那一幕感到印象深刻。然而，以自己親身經驗來說，那絕對不是電影的特效，因為我就曾經有先後兩次把餐廳裡的塑膠椅和宿舍裡的木頭椅坐垮的記錄，說有多糗就有多糗，最後逼得老爸不得不大老遠從家裡搬來那張特製椅子到宿舍，才解決了這個惱人的問題。從此以後，我就再也不敢坐一般的塑膠椅跟木頭椅了，以免慘事重演。現在，縱使是外觀看似「健壯」的椅子，我也不敢馬上坐下來，都會先採半蹲的姿勢，確認椅子沒有嘎嘎作響地抗議後，再慢慢地將身體重心一點點地「挪進」椅子裡，並且隨時注意椅子的反應，不再做「椅子終結者」了。

另外，因為身材特殊，我的衣櫥裡也沒有一種叫「成衣」的東西，而且三十歲以前，也從沒有享受過逛街購衣的樂趣。其實，不是沒有試過，只是常常當我還沒有動手，眼光只要稍微地「瞄」到衣服的一角，專櫃小姐就會用她那全層樓都聽得到的高分貝音量叫嚷著：「先生，我們這裡沒有你的size喔！」害我既尷尬又受傷得想找地洞鑽進去。從此也就產生了「逛街恐懼症」，不敢再逛街了，平常穿的衣服則是拜託媽媽請師傅訂作。

至於「人群恐懼症」則是因為環境而產生。話說我這樣超級胖的人，在以健康為宗旨的醫學院裡，自然成為了一個刺眼的目標。不管走到哪，同學、師長，甚至是實習時帶領我的主治醫師，都叮嚀我一定要減重：「不然怎麼教導患者忌口？」、「怎麼教患者控制體重？」——這些我都知道啊！但課本上沒教的是——該怎麼抗拒美食的誘惑！

更可悲的是，眼見著身邊周遭的護士妹妹追逐著年輕實習醫師，卻幾乎沒有人注意到我也是一個——年輕有為的實習醫師啊！讓我不禁開始懷疑自己是否變成了透明人。所以，我只能流連忘返於不會計較你體重、身材的網路世界，而對人群當然產生疏離感。

不過，俗話說「上天為你關起了一道門，必定會為你開啟另一扇窗」就在我逐漸和人群愈來愈遠時，老天爺果真給我開了扇窗，讓筆者在網路虛擬世界裡遇到了真命天女（不但不是其貌不揚的恐龍妹，還是個聰慧俐落的法律尖兵呢！）為了達到她開出來的「減5公斤送張照片給我，減10公斤見面約會」的條件，於是我開始這場減重大作戰。

對我來說，這件事可以說是我一生中最大轉變與轉機。活到這麼大，肥胖就像附骨之蛆般地纏繞著我，成為我揮之不去的噩夢，但這個女孩子卻像是黑暗中的燈塔，指引並照亮了我的未來，讓我對自己又產生新的希望，不再死氣沈沈的。

真要感謝上天對我的恩賜，使我有了這位天使陪伴我一生。她美麗、大方、善體人意，在這些年的減重過程中，給我最多的幫助和支持，我才能走過來，不僅成功的減重，更因此對減重理論有更多的心得，再加上自己的實證經驗，以及門診在臨床上的病例，讓自己愈來愈能掌握肥胖造成的問題。同時，這樣一路走來，對相關的問題基於我自己兼具患者和醫師的雙重身分，多少有一些心得、技巧和看法，可以和大家分享。因此在出版社的盛情邀約和親朋好友的諸多鼓勵下，終於促成我完成這本《快樂減重50kg——梁文偉醫師現身說法》的新書。

本書分為三大部分，各位讀者可以先詳讀各式減重理論，充實相關知識，獲得正確的肥胖、減重、瘦身、塑身等資訊；接下來，再參考我個人的減重經驗，建立專屬自己的健康減重計畫。最後，由於復胖一直是減重過程中最難克服的課題，因此專章論述這一部分，讓大家在減重的同時，降低復胖對自己的影響，不因害怕好不容易的減重成果又消失了。

本書便是我的減重心得與實錄，配合一些醫學上的學理，希望能給想要減重或正在減重的讀者們一些幫助與鼓勵。

梁文偉

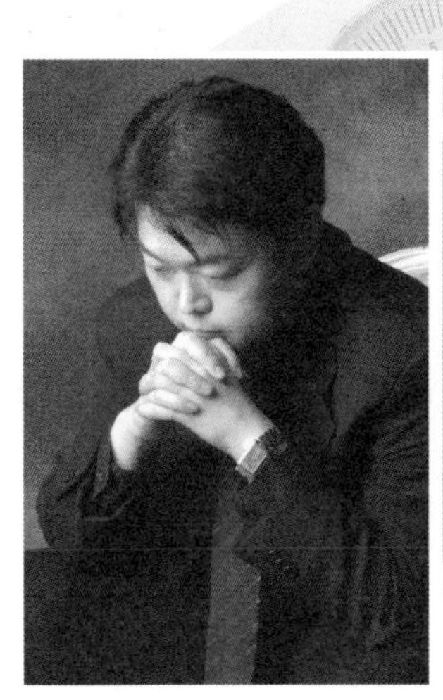

目次

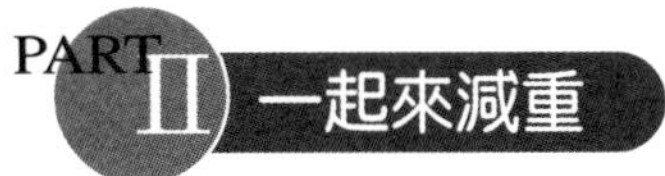
PART Ⅱ 一起來減重

PART Ⅲ 如何不復胖？

前言

我可以瘦，你一定也可以

每一位肥胖者經歷的過程都有所不同

筆者，兩歲就開始發胖。從有記憶以來，連夢中都沒有出現過自己瘦的樣子，但很高興地，現在隨著減重的進行，也許在不久的將來，這個連夢都不敢夢到的夢想（或稱幻想）或許真的能實現呢！

相反的，筆者有一位同學則是在高中時才胖起來，更有些人是當兵後才逐年發胖。因此，每個人心裏所受到的衝擊都不相同。

肥胖在日常生活很容易產生不便，例如：在一個不太擠的電梯中，一踏入電梯，好死不死，超重警鈴就響了，好糗啊！或是同儕喜好的活動，例如登山健行等，對一個肥胖者而言卻是心理和生理上雙重的負擔。久而久之，就可能因為參與的活動太少而疏離同儕。慢慢的活動越來越少，能量的消耗也越來越少。在這段期間，也許因為挫折，也許因為孤單，吃下更多的東西，使得體重越來越重，成為一種惡性循環。

減重的過程對每一個人都是一項重要的挑戰。常見的放棄減重的原因有：無法忍受的飢餓感、減重無效或失敗、減重很貴……等，所以若要減重成功，得從日常生活的食、衣、住、行、育、樂來改變。這一個過程對於一個「不喜歡動」的人而言絕對是一個非常重要的挑戰。尤其減重過程中對於食物的渴望，可能超過之前的任何一個時期。這時要持續下去則需要一個或多個強大的動機或誘因，例如：愛情、事業、健康、外貌等，都可作為減重的誘因及動力。

除了誘因之外還需要尋求其他的協助，例如家人或是同儕。舉例來說，我曾經使用不吃午餐的方式來減重(這一方法不是很理想)，有一次，我覺得很餓而吃了午餐，在吃到一半時有位同事走過來問我「你不是不吃午餐嗎？」當時只有一個想法「以後不能再破戒了」──在減重的過程中，能夠得到朋友的支持、鼓勵或提醒，對於持續的減重有莫大的助益。

在減重的過程中，因為食慾受到壓抑，會有「缺了什麼」的感覺，這時培養一些除了「進食」之外的興趣，例如：下圍棋、逛街、登山、健身等，並不限定一定要動態的健身活動，因為一些靜態如下圍棋的活動，其實需要專注的精神，反而比較不容易去想到進食這件事。當然，動態的活動最好，可以多增加熱量的消耗。目前筆者就是迷上了逛街，這個活動也成了假日休閒的一部分，雖然消耗的能量有限，但這個活動可在逛街時讓人忽略食物的誘惑。

現在，筆者以一個專業減重醫師和減重過來人的雙重身分分析減重者的心態狀況，讓預備開始減重、減重中，或不想復胖的人，甚至減重者身旁的人都有所瞭解，對付肥胖就會更有把握。以下的附圖概略說明減重過程中的心理變化。

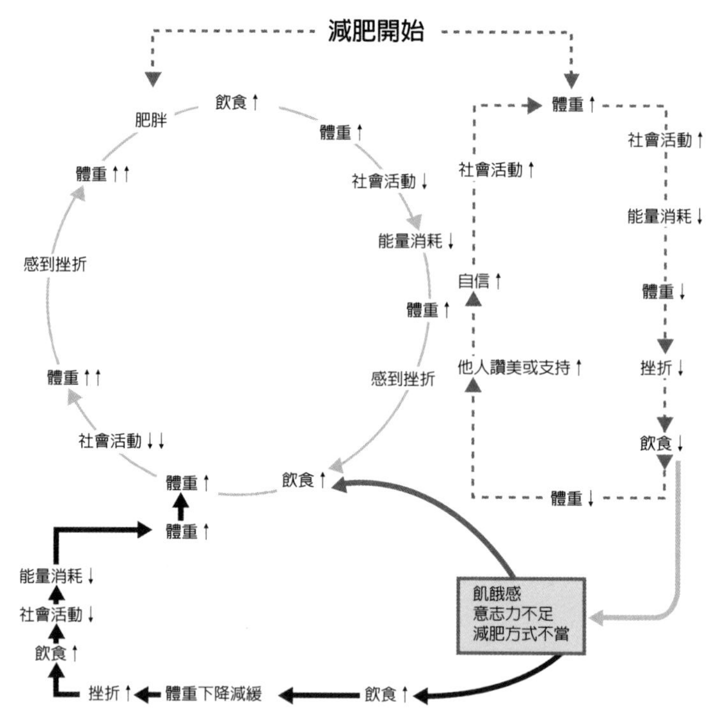

細線條部份：因為生理或其他因素造成肥胖而影響到心理的層面，導致社會活動減少→造成能量消耗的減少→體重上升→因體重繼續上升產生嚴重的挫折感→為平撫情緒採用暴飲暴食的方式來壓抑挫折感→更增加體重——形成惡性循環，體重自然直線上升。

虛線部分：因為受到外界的刺激→開始減重→因為減重造成體重減輕，增加自信→增加社會活動→進而增加能量消耗，也不需要過度飲食來消除壓力→體重減輕更明顯——形成良性循環。

粗線部分：減重的方法不當或意志力不夠堅定→放棄減重→食量增加→體重上升→產生嚴重的挫折感→為了平撫情緒，採用暴飲暴食的方式來壓抑挫折感→ 體重更增加→社會活動減少→造成能量消耗的減少→造成體重上升——再次進入惡性循環。

從以上圖表及說明中我們可以發現，減重過程中挫折難免，也都會遇到效果不佳所導致的瓶頸。

這時，如果不能面對挫折難免功虧一簣。減重的速度通常不會很快，因此不要太常量體重，以免因為預期太高而產生挫折。當遇到挫折時要仔細分析原因，例如：減重效果不佳是因為吃的太多？運動太少？還是其他因素，如果自己沒找到答案，則可尋求朋友或是專業人員的協助，千萬不可輕易放棄，而毀了減重以來的成果，更不可自暴自棄，以食物作為發洩的工具。

只要慢慢來，看看本書，參考筆者的經驗和方法，好笑的地方笑一笑，可行的方法試一試，有問題就找專業人員，相信「我可以瘦，你也一定可以」，一起加油！

使用本書之前——減重觀念大測試

開始減重之前，可用以下的是非題自我檢測減重的觀念是否正確。

1. 減重可以只靠運動，不需要飲食控制就可以瘦下來

   a.是

   b.否

2. 節食會造成厭食症

   a.是

   b.否

3. 減重對身體一定有害，因此無論如何都不可以用減重藥減重

   a.是

   b.否

4. 晚餐是減重大忌，因此減重的人一定不可以吃晚餐

   a.是

   b.否

5. 塑身和減重是同一件事

   a.是

   b.否

減重觀念大測試

6. 運動可以增加基礎代謝率

a.是

b.否

7. 相同身高、相同體重、相同運動、相同活動的人每天所需熱量都相同

a.是

b.否

8. 多種減重藥物合併使用一定比單獨一種藥物有效

a.是

b.否

9. 用減重藥物減重一定會復胖

a.是

b.否

10. 減重時一定不能吃油炸的食物或高澱粉的食物

a.是

b.否

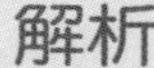

解析

其實，以上題目的答案都是「否」，而答對、答錯幾題也都沒關係，因為重要的是，看過本書後，經由書內正確的闡述，可以幫助您釐清一些在減重上似是而非的觀念，助您打勝這場「減重大戰」，這才是本測驗真正的目的。

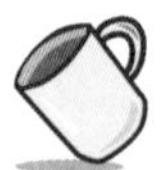
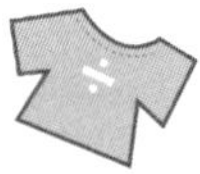
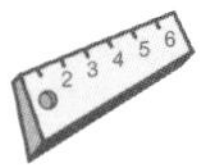
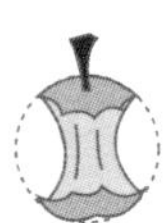
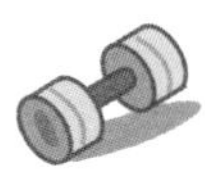
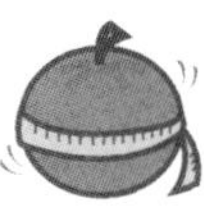
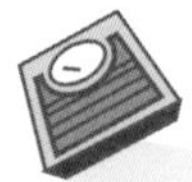

Part I

肥胖與減重

什麼時候發現自己變胖了？是照鏡子時臉變圓了？還是量腰圍時多了好幾吋？還是體重計失靈般地多跑了好多公斤？是臉可以擠出油、裙子再也塞不下了？還是腹部可以拉出一坨肉？

人們可以明確地說胖就是身體裡的脂肪過多，對自己的身材總可以抽象地形容是胖了還是瘦了，但往往無法具體地形容出到底是胖了多少還是瘦了多少。

或許，有人會說可藉由量體重來判斷一個人的胖瘦，但是，量體重只是一個衡量身體重量的客觀標準。舉例來說，同樣是100公斤的體重，對於一個身高僅有150公分或身高高達180公分的人的來說就有著不一樣的意義。因此，也不能說100公斤就是胖或者50公斤就是瘦。

既然如此，要怎麼衡量一個人到底是胖是瘦，究竟有沒有一個肥胖的標準數據呢？

爲了克服身高、體重及性別上的不同造成比較上的差異，醫學上特別發明了「身體質量指數」、「腰圍或是腰臀比」及「體脂肪率」等幾個指數，作爲衡量肥胖的標準。想知道自己有沒有過胖，趕快拿起軟尺、體重計、電子計算機，好好地計算一下吧！

Ch Ⅰ

什麼是肥胖

1.衡量胖瘦的依據

要知道自己是否過重，首先要知道胖瘦的標準。

(1) 身體質量指數（BMI）

所謂「身體質量指數(body mass index)，縮寫為BMI」，就是：體重（單位：公斤）為除以身高（單位：公尺，此處不是以一般的計算身高的公分爲單位，而係以公尺爲單位，計算時要把公分除以100，轉換爲公尺）的平方。例如一個50公斤，160公分（即1.6公尺）的人，他的身體質量指數就是50÷（1.6×1.6）＝19.5。

為什麼會有「身體質量指數」呢？那是因為醫學專家發現，「身體質量指數」，和身體的總脂肪量有很高的相關性。因此，世界衛生組織才會使用「身體質量指數」（即俗稱的BMI指數）來定義肥胖。由於亞洲地區的情況和歐美不同，因此世界衛生組織也指出亞洲人的身體質量指數可能低於白種人。

那對於台灣人來說，「身體質量指數」到底要達多少才算肥胖呢？依據衛生署最新公佈數據，不論男女，「身體質量指數」只要大於27就是「肥胖」，身體質量指數高於24則為「過重」。上述160公分，體重為50公斤的人，因其BMI指數僅有19.5，未達過重標準的24，依衛生署公佈的標準，不算過重，更未達肥胖的定義。(請參閱下列「身體質量指數」表)

快速計算身體質量指數可上網查詢：http://home.kimo.com.tw/goodwilwl/BMICA.htm

(2) 腰臀比

所謂「腰臀比」就是腰圍除以臀圍的比例。例如，一個腰圍80公分，臀圍100公分的人，他的腰臀比就是0.8，即80÷100＝0.8。

依國外定義肥胖的標準，男性的「腰臀比」大於0.9，女性的「腰臀比」大於0.8則為肥胖。前述腰圍80公分，臀圍100公分的人，因其腰臀比恰為0.8，若為男性則未達肥胖的標準，若為女性，則已經達到肥胖的標準。

(3) 腰圍

所謂「腰圍」是指腰部的公分數。雖然衛生署未以上述的「腰臀比」作為定義肥胖的數據，但仍認為男性的「腰圍」若超過90公分，女性的「腰圍」若超過80公分，也算達到了肥胖的標準。上述腰圍80公分的人，若其為男性，依衛生署所公布的標準，則未達肥胖的標準，若為女性，則恰好達到肥胖的標準，可見肥胖，會隨性別的不同而有不同的標準喔。

(4) 體脂肪率

所謂「體脂肪率」是指脂肪占身體體重的比例，因其計算公式複雜，一般都是使用市面上出現的體脂肪計或醫院內的電腦斷層加以計算而成。目前台灣對體脂率到底要達多少才算肥胖尚未訂定標準，但依與我們身材最相近的香港，其標準為男性體脂肪率超過20，女性體脂肪率超過30為肥胖。

體脂肪率有許多種測量的方法，可用一般常見的體脂計，也可以用電腦斷層攝影，方法各有優缺點請見表格。

2.標準值與肥胖值的差距

看過了這麼多的指數與標準，如果一時記不起來，沒關係，以下就「身體質量指數」、「腰圍」、「腰臀比」及「體脂肪率」的正常值及肥胖值整理如後，讀者手中如有上述四個數值，可自行參考比較，看自己的身材究竟是屬於標準還是肥胖，是否需要減重。

性別	BMI指數	腰圍	腰臀比	體脂肪率
標準	男性　22	<90公分	<0.9	<20
	女性　22	<80公分	<0.8	<30
肥胖	男性　>27（24~27屬過重）	>90公分	>0.9	>20
	女性　>27（24~27屬過重）	>80公分	>0.8	>30

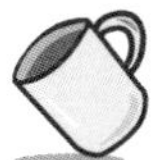
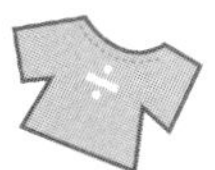
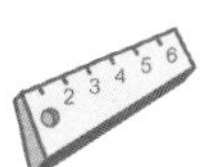
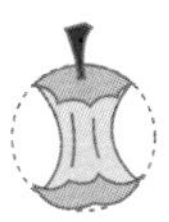
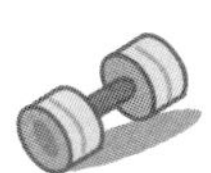
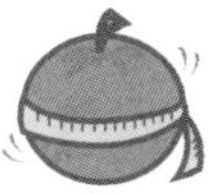
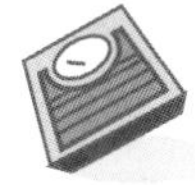

Ch II

減重的原理

許多人都想找減重成功者或是減重醫師詢問減重的原理，筆者身兼這兩種身分，最常被問到的就是，「怎麼樣才可以減重？」、「減重有沒有秘訣？」等等，以下簡述之。

1.水槽理論

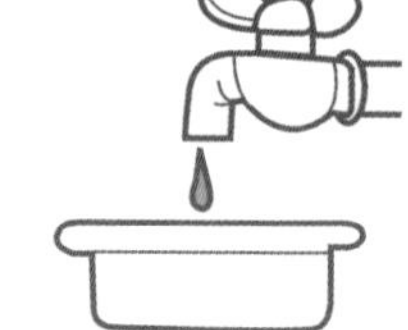

其實減重的原理，簡單說就是一個「水槽理論」。

假設人體內的脂肪就像水槽裏的水，攝取的熱量就像注入的水，而消耗的熱量就像排掉的水。因此，減重的過程其實就是將入口的水龍頭關小，要不然就是將出口的閘門開大。脂肪儲存能力好的人就像一個直立式的水槽，所有的水注入都留在水槽裏不會蒸發掉；脂肪儲存能力差的人則像一個扁平式的水槽，注入在水槽的水容易被蒸發掉。不論是直立式或扁平式的水槽，要想讓水槽裏的水減少或消失，就必須讓注入水槽的水流減少或停止，並增加排水。

服用食慾抑制劑就像在水槽出水口加裝縮水孔，讓出水量減少；運動及加速新陳代謝的藥物，則是放大排水孔，讓水槽的排水量大一些。至於外科手術如胃間隔手術，就像是在入水口加裝分水管，讓水不要全部流入水槽中；抽脂就像是不透過排水孔，而用杓子以人工方式將水槽裏的水舀出。

總而言之，不論透過減少攝取、增加消耗，或者外科手術的方式，只要將人體內的脂肪減少，就能達到減重的目標。

2.體重穩定器的作用

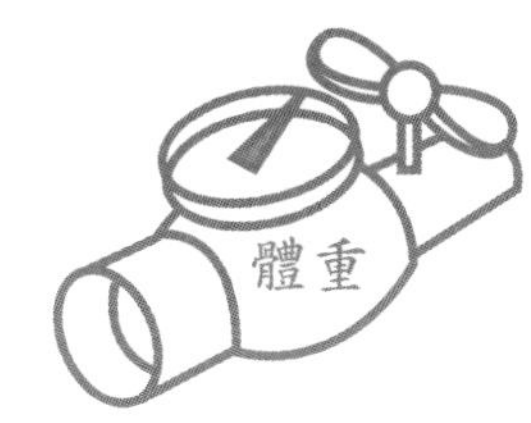

再來談一談「體重穩定器」的概念。它的意思就是身體自動存在的一種機能，會機動地調整體重，將體重維持在某一穩定的狀況。就像在人體內有一個穩定器一樣，不會因為今天多吃了一點，明天馬上重了一些，也不會因為今天少吃了一點，明天馬上輕了一些。今天多吃一點明天少吃一點，基本上體重都不會相差太遠。這個穩定器主就目前的瞭解主要是受到基因和環境的影響。

身體內「體重穩定器」就像是一個水量的自動控制裝置。當身體體重超過原有的設定控制裝置時，就會讓水槽的排水量大一些，或讓注入水槽的水減少甚至停止；相反地，當身體體重低於原有的設定控制裝置，就會讓水槽的排水量小一些，或讓注入水槽水增加。

至於其他的輔助減重的方法，例如低血糖係數飲食（低GI飲食），所做的工作則彷彿是清除出水口的阻塞，如果出水閥門本來就很小，或是入水太多，那麼效果就很有限了。

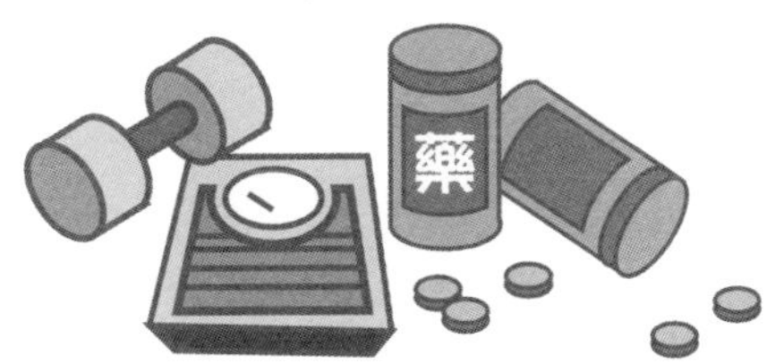

3.各式減重產品的減重原理

綜合來說，各式減重法離不開少吃、多運動，以及增加能量消耗等方式。

包括脂肪酵素（酶）、澱粉酵素（酶）抑制劑、各種排宿便的產品都是作用於胃腸道；綠茶素和辣椒素的功效目前沒有明確的研究可證實；咖啡因加麻黃素可增加能量消耗，也能抑制食慾；各類用在皮膚表面的產品，主要是促進脂肪細胞的分解或破壞。運動則是會影響中樞神經、脂肪細胞及胃腸道。行為療法或是精神治療的原理，則是以阻止肥胖者和易胖者與高熱量的環境接觸，來達到減重的目的。

讀者可以輕易的由以上的減重原理分析市面上的減重產品哪些方法是有效的，哪些方法是無效的。如果該產品沒有讓減重者降低攝取，又沒有增加消耗，那麼可以直接判斷該產品無效。（相關減重作用請參考下圖）

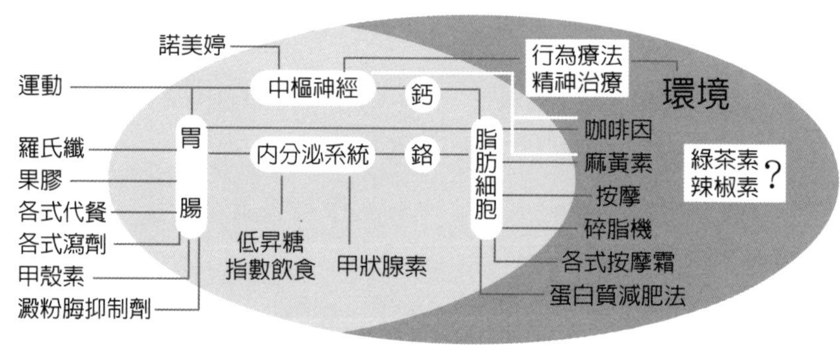

最大減重速度

國外的研究指出，對一個肥胖的患者來說，如果只補充水分及重要的維生素和礦物質，剛開始的前十天每天可以瘦1公斤，超過十天後，每天約可以瘦0.3公斤。因此，歸納分析起來最大減重速度如下：

一週	10天	20天	30天	60天	90天
7公斤	10公斤	13公斤	16公斤	25公斤	34公斤

如果有廣告或任何的方法宣稱可以超過以上的速度，就需要檢視其真實性。而且剛開始減重時，下降的體重中至少50%是因為水分流失所造成的，真正減少的體重必須打對折才是。

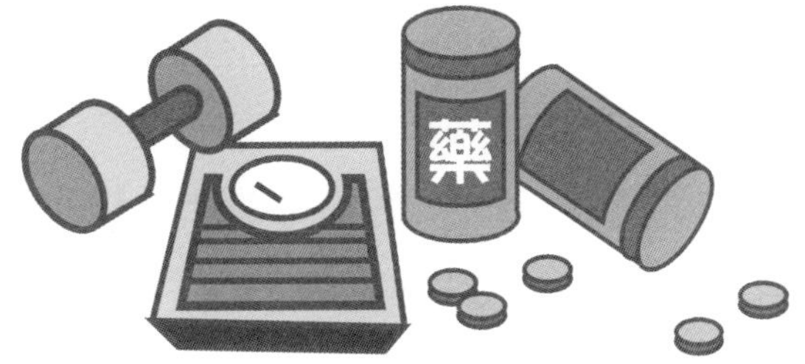

Ch Ⅲ

常見的減重法

依減重方程式，脂肪消耗分為減少攝取與增加消耗兩大方面，所以「少吃，多運動」便成了醫師勸說患者的口頭禪。再者，坊間減重的方式也是以「增加消耗」及「降低攝取」兩個原則下所設計出來的方法。

前面的章節大致上向讀者說明肥胖的成因和減重的原理。在這一部分主要是向大家簡單的描述目前一般市面上常見的減重法，希望使大家對目前一般市面上的減重方法有進一步的瞭解。

目前市面上的減重產品所宣稱或是實際的療效，約略可分為，增加能量消耗、降低食慾或是減少食物的吸收，以及分解脂肪等三種。

1.增加能量消耗

要瞭解增加能量的消耗如何能夠減重，或是增加能量消耗要達到什麼樣的效果，就必須瞭解什麼是基礎代謝率。

一般人都知道有些肥胖的原因是新陳代謝過於緩慢、或是消耗能量過少所致，因此許多產品就是針對這一點作為訴求，希望得到消費者的青睞。

(1) 基礎代謝率

一般人日常生活的總熱量需求，是由「基礎代謝率」，加上日常活動消耗的能量，再加上食物的生熱效應的加總總合。對於一個低運動量的人而言，基礎代謝率約為日常所需能量的60%~70%。

代謝率名詞說明

基礎代謝率：是指一個人在禁食12小時後，在一個溫暖的環境中的代謝率。

休息代謝率：是指一個人在禁食2小時後，在一個溫暖的環境中的代謝率。（約比基礎代謝率多約10%。）

A.基礎代謝率的簡易計算公式

不同的專家有不同的看法，提供兩種計算公式給讀者參考。

（a）基礎代謝率 = 體重× 25， 總能量 = 基礎代謝率× R

(R= 1.2 一般生活； R=1.3 多一些運動； R=1.5 高運動量)

（b）男生基礎代謝率= 1 kcal/kg/hour, 基礎代謝率 = 體重 × 24

女生基礎代謝率= 0.9 kcal/kg/hour, 基礎代謝率 = 體重 × 21.6

B.影響代謝率的因素

a.不能改變的部分

（i）性別

一般而言，男生的代謝率會比女生來的高，可能的原因是男生的肌肉較女生發達，而且瘦體組織較多的緣故。

（ii）年齡

代謝率會隨著年紀增加而降低，如果適當的運動，可以減緩因為年齡增加而造成的代謝率減慢。

b.可以改變的部分

（i）體溫

體溫增加1度，代謝率會增加13%。

（ii）環境溫度

環境溫度過高或是過低身體都要花費能量去微調體溫。天氣很熱時，身體會出汗，心跳會加速；相反的，天氣很冷時，身體要產生大量的熱來維持體溫。

（iii）藥物

有些藥物，例如肌肉鬆弛劑或是鎮靜劑，會降低代謝率。

（iv）身體組成

身材越高大，代謝率越高；同時，體內肌肉比例越高，代謝率也越高。

（v）壓力和情緒

有些壓力(包括精神或是身體的)會增加代謝率。

（vi）荷爾蒙

甲狀腺素會增加新陳代謝率，體重降低時甲狀腺素的功能會降低。因此，體重降低時代謝率下降一部分的原因，就是甲狀腺素下降所造成。除了甲狀腺素之外，腎上腺素也會影響身體的代謝率。

（vii）運動

減重的過程中會因瘦體組織的消耗等等因素，造成基礎代謝率的下降。

傳統的觀念認為運動可以增加肌肉，阻止瘦體組織的消耗，進一步維持基礎代謝率，讓減重者在減重後亦能維持減重前一樣的基礎新陳代謝率，而使身體在休息、沒有壓力、沒有進食時消耗的能量和減重前維持一樣。

但是事實上，研究顯示，運動幾乎沒有辦法阻止因為減重造成的基礎代謝率下降的問題。

(2) 提高代謝率的減重方式

A.飲食

飢餓或是營養不良會降低代謝率，進食反倒會造成食物的生熱效應，也會消耗能量。

因此，禁食或不吃東西來減肥，減重效果不見得好；反倒是適當的飲食，配合運動，減重效果會更佳。讀者應該注意。

B.注意食物的組成

攝取100仟卡的蛋白質，身體需要花費30仟卡來運用這些能量；相對的，攝取100仟卡的澱粉，身體只需要花費6仟卡來運用這些能量；攝取100仟卡的油脂，身體只需要花費4仟卡運用這些能量。

因此，可以適量增加食物中蛋白質的含量，來提高身體裡代謝的能量。

C.甲狀腺素

甲狀腺素是維持生命所必須的荷爾蒙，可以調節多項生理機能。

在減重時補充甲狀腺素的確會增加代謝率，達到加強減重的效果。但是，在減重的過程中，甲狀腺素下降會阻止瘦體組織的流失，因此也是身體自我保護的方法之一。補充甲狀腺素固然會加強減重的效果，但也容易造成瘦體組織的流失。因此，除非有特殊原因，否則醫師通常不建議使用甲狀腺素。

有些藥房或是一些自行購買的減重藥物組合中常常會出現甲狀腺素，許多減重者吃了之後就出現了手抖、心悸……等症狀，雖然短期內體重略為下降，但是停藥後體重就快速回升，不但傷身又無法達到減重的效果。

醫師的小叮嚀

除非肥胖者有甲狀腺功能低下才可以使用，其他情況下不建議使用。

過度或是不正確使用甲狀腺素可能造成的副作用或是併發症有：心悸、手抖、怕熱、失眠、月經不正常、心律不整甚至死亡。

D.三溫暖

三溫暖除了會因為流汗而造成體重減輕之外，另外如前所述，環境溫度會提高代謝率，因此三溫暖也會提高代謝率，但是因為效果太低並不足以用來減重。

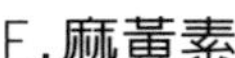

E.麻黃素

（a）可能的機轉

麻黃素會明顯增加新陳代謝，並有部分抑制食慾的效果，若再配合上咖啡因，可有更好的效果。

（b）效果

一般來說，可從植物如麻黃萃取而來，或是經由化學合成。

雖然麻黃素有強大的減重效果，但同時可能伴隨強大的副作用，因此在使用時，一定得務必小心，絕不可自行購買使用。雖然在荷蘭，麻黃素加上咖啡因是合法的減重處方藥物，但美國美國食品藥物管理局迄今未核准麻黃素合法使用在減重的治療上。

這一藥物在使用上存有許多的爭議。因此如果有人要使用麻黃素作為減重的藥物，一定要在麻黃萃取物含有些許分量的麻黃素，因此要小心不當使用的後果所伴隨而來的心悸、手抖、高血壓、心律不整等後遺症。

F.綠茶萃取物(綠茶素)

（a）可能的機轉

綠茶中含有咖啡因和兒茶素，兩者皆能略為提高人體的新陳代謝，因此可能可以降低體重。

（b）效果

綠茶素造成的減重效果非常輕微。就目前的研究顯示，在人體實際的減重研究中可以發現，綠茶素在使用三個月後，體重的下降都小於5%。

（c）結論

綠茶萃取物雖然有一些研究數據認為具有減重功能，但是還是要仰賴更大規模的研究數據來確定是否具有全面性的功效。

G.辣椒素

辣椒素的作用讓人想起吃辣椒時揮汗如雨的情況，而且辣椒素似乎也會增加食物的生熱效應(thermic effect)，但是目前還沒有研究證明這種方法可以有效的減重。

就一般的減重藥物而言，刺激能量消耗的藥物主要是，刺激交感神經興奮或是週邊組織的新陳代謝，增加能量的消耗。因此，常常伴隨令人不適的副作用；同時，就目前一般的市售的減重產品，若有號稱能避免這些副作用又能有增加新陳代謝、能量消耗的產品，一般說來，還看不見顯著的療效。

2.降低食慾或是減少食物的吸收

這部分是目前市面上減重產品的最大宗。

從上文中，大家可以知道飲食對於肥胖有重要的影響。因此，許多產品都以減少攝食或替代飲食作為減重的訴求。

美國糖尿病醫學會指出，嚴密的的計畫，包括教育、諮詢、減少油脂和能量的攝取、規律的日常活動、經常性的接觸等，是長期減重所必須的。而適當的飲食計畫更是扮演重要的角色。

一般而言，若要達成每星期瘦0.5~1公斤的目標，減重餐的熱量攝取，大約要比平常維持所需的熱量低約500~1000仟卡，讀者可以使用本書附錄Ⅱ的常見食物營養成分表，就可以精確地計算出應降低的熱量卡數。

到底要怎麼吃才能降低熱量攝取，達成減重目標呢？有人可能會聯想到的就是，既然要降低攝取，就乾脆不吃，完全沒有攝取，不是最快嗎？

然而答案真是如此嗎！其實不然，減重涉及人體的許多層面，如同機器般，改變一個步驟，可能就會改變全面的運作，希望看了以下各種減重飲食的介紹，能帶給讀者不同的減重觀念。

(1) 斷食

斷食療法是指完全禁食，或是每天攝取的低於200仟卡熱量的食物。對一個肥胖的人而言，如果採用斷食療法，剛開始每天大約可以瘦1公斤，但是10天之後大概每天只能瘦約0.3公斤。一段時間後，效果和極低熱量飲食法相同。減重初期雖然效果明顯，然而所減輕的體重未必是脂肪，有50%左右是身體內的水分。

斷食療法是減重最快的方法之一，但卻是醫學界普遍不贊同這種方式。其原因是：「斷食會造成嚴重的飢餓感，很快就會使肥胖的人放棄。」有些人補充糖漿或其他低熱量飲食作為抵抗饑餓的方法，但是大部分人的經驗還是失敗，無法克服飢餓感的侵襲。如同前述，因斷食初期減少的體重大多為水分而非脂肪，水分的流失會產生頭暈，血壓降低的問題。

斷食療法一般而言持續的時間很短，因此在斷食結束後會快速回胖。斷食會造成蛋白質流失，如果補充蛋白質的話，就和極低熱量飲食的減重效果差不多，因此沒有斷食的必要。

斷食會造成大部分人身體的賀爾蒙改變，也才有女藝人因節食而月經中斷的案例發生；另外，採用此種方法，一般人還容易有尿酸增高的副作用。

結論，斷食雖為短期效果明顯的減重飲食，但對身體的影響也最大，故不建議採用。

（2）極低熱量飲食

極低熱量飲食，顧名思義，就是將每天的熱量限制在400~800仟卡之間，且所攝取食物的以蛋白質為主。

效果：較胖的人，即BMI指數大於35的人，效果比較好，採用此種飲食方法，每星期約可瘦1.5~2.5公斤；一般肥胖的人，即BMI指數介於30~35的人，採用此種飲食方法，每星期約可瘦1.5公斤。

但這種飲食方法，持續的時間通常較斷食療法來的更長，因此副作用反而更多，容易有膽結石、心律不整、痛風和電解質不平衡等問題出現。也會有疲勞、頭暈、便秘、怕冷和皮膚乾燥等輕微的症狀；嚴重者，甚至有摔角選手因為快速減重而死亡的例子。

心律不整的原因，主要是心臟的蛋白質被剝奪以及電解質不平衡所致。至於電解質不平衡的原因，主要是身體減輕的過程中體內的電解質隨著水分一起流失。所以如果真的需要極低熱量飲食減重，在傳統上是需要住院的。而且在治療結束後如果恢復一般飲食，則會快速復胖。

醫師的小叮嚀

不適合用極低熱量飲食減重者

a.體重在正常範圍者：

這裡指的正常範圍是BMI指數低於24~25以下，如果BMI指數介於24~27之間，並且伴隨血脂肪異常，在傳統方法失敗後才可以考慮。

b.有重大疾病：

如心律不整、第一型糖尿病、痛風、心血管疾病、肝腎功能異常或膽結石的患者。

c.年紀過大或太小。

d.懷孕或是授乳婦女

（3）低卡飲食

低卡飲食依其攝取的食物種類是否均衡，可分為均衡低卡飲食與不均衡飲食二種。

A.均衡低卡飲食

所謂均衡低卡飲食，即每天的熱量攝取低於1200仟卡或是比平常所需的熱量減低500仟卡，且所攝取的食物中含有大量的碳水化合物、脂肪、蛋白質和維生素礦物質；換言之，即是飲食營養均衡，僅熱量或是食物的分量較低的一種飲食方式。

其效果，經許多研究指出，如果每天攝取低於身體所需熱量500~1000仟卡，則每星期約可減輕0.5~1公斤。以一個身高160公分的25歲的女性為例，一天約需要1500仟卡的熱量，如果每天只攝取1000仟卡的食物，則每個星期約可減輕0.5公斤的體重，這樣的減重效果可以持續到半年。

使用一般低卡飲食對健康的衝擊較小，如果使用非常低熱量飲食(例如每天只吃400~800仟卡的食物)，減重的效果雖然在剛開始兩三個月會比較好，但是一年之後，二者效果的差異就不明顯了。

B.不均衡低卡飲食

不均衡低卡飲食又可依食物攝取的種類分為「低澱粉飲食」與「低油脂飲食」兩種。讀者看到這兒可能又會問，到底是均衡減重法好呢？還是不均衡減重法好呢？不均衡減重法不吃米飯好呢？還是不吃油好呢？請參考以下的介紹：

a.低澱粉飲食

是指除了低熱量之外，澱粉類食物的含量低於每天攝取熱量的20%的飲食，即俗稱「不吃米飯減重餐」。

最近時興的吃肉減重法，因其主要是在減重的過程中以瘦肉為主食，輔以其他低澱粉及油脂的食物，達到減重的目的，所以就分類上而言，就是低澱粉飲食法；另外，廣告中常被提及的牛奶斷食法也是屬於低澱粉飲食法的一種。

低澱粉飲食法的原理，除了要達到「低澱粉」，另外也要兼顧低熱量。採用此種飲食方法，因為攝取澱粉量少，所以不太會刺激胰島素分泌，因而可以阻止身體裡的脂肪堆積。在想法上和目前流行的低GI（低血糖係數）飲食相同，但是手段更為激烈。

另外，低澱粉飲食因沒有澱粉攝取，身體容易產生酮體，會有利尿、利鈉的效果。同時，酮體會使血液變酸，身體為了平衡酸鹼值會加速呼吸，增加能量的消耗。再者，低澱粉飲食法主要是攝取蛋白質，蛋白質在能量的運用上需要更多的能量成本，因此會有減重的效果。

吃肉減重法就健康的角度而言並不是一個理想的減重方式，而且在恢復一般飲食後，會快速回胖；再加上對身體健康的危害，故不建議使用吃肉減重法作為減重的唯一方式。

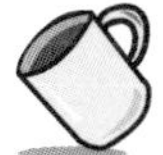
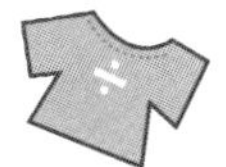

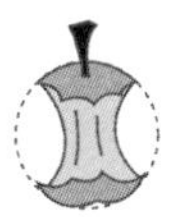
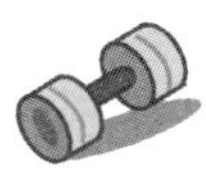
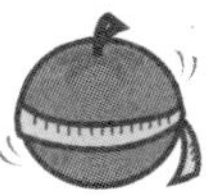
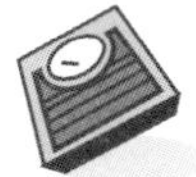

低澱粉飲食優缺點比較

優點：

◎快速——如果總量控制得夠低，每星期可以瘦1.5~2.3公斤，甚至更多。

缺點：

◎不易持久——這樣的減重方法幾乎沒有持續六個月以上的。

◎電解質不平衡——吃肉減重法會產生酮體，酮體會有利尿、利鈉的作用，而且酮體會使血液變酸，更會造成鈣質流失和鉀離子的升高。

◎姿勢性低血壓——可能是因為自律神經受到電解質不平衡的影響。

◎腎臟功能——即使只將蛋白質的含量由日常的10% 提升到25%，治療半年後，患者的腎臟功能就已經有變化，然而，吃肉減重法的蛋白質含量遠高於25%，問題可能會更嚴重。

◎心律不整(嚴重到甚至會死亡)——吃肉減重法引發心律不整的原因目前並不完全清楚，但可能和之前提到的電解質不平衡有關。

b.低油脂飲食

指除了熱量低脂之外，油脂的含量低於每天總熱量的20%甚至到10%，即俗稱的「不吃油減重法」。

和低澱粉減重法不同的是，低油脂飲食法的主要組成是蛋白質和澱粉，效果和均衡飲食類似，主要利用脂肪的減少減輕體重。採取此種方法，3~10個月體重可減輕4~10公斤。副作用是長期採用會缺乏維他命E、B12、鐵、鋅等特定養分，及造成維生素C、鈣質流失，並產生低血壓、惡心、痛風、高膽固醇等併發症。

(4) 低血糖係數飲食（低GI飲食）

一般人可能不太瞭解「醣」這個名詞，但是提到了低GI飲食，大家可就不陌生了。

所謂血糖係數，是指定量的食物刺激胰島素分泌量和時間產生的曲線下所覆蓋的面積。學理上，低昇糖指數的作用，在於碳水化合物（即一般澱粉類食物的成分）為身體吸收之後，會刺激胰島素分泌，而胰島素會降低血糖抑制脂肪分解，當胰島素分泌過多會造成血脂肪增加、高血壓等。

葡萄糖本身也可能會造成身體脂肪堆積。低血糖係數的食物刺激較少的胰島素產生，而阻止胰島素的合成作用。

換言之，即低醣飲食是利用食用一些不會造成胰島素分泌的食物來避免身體合成脂肪，達到減重效果的一種飲食方。

上述作用，在學理上可行，但實證上，雖然有許多人想去研究到底這種方法是否有效，但研究結果肯定與否定各異，這可能是因為減重的因子太複雜，在未找出確定的因子前，單一種方法，未必對全部的人都有效的原因吧。

血糖係數本身說明的是食物的特性。對於身體而言，糖負荷可能更有意義，糖負荷是將「食物中碳水化合物的量」乘上「血糖係數」。

舉例來說：可樂的血糖係數為60，一罐350CC的可樂中約含有40克的糖，則一罐350CC的可樂的糖負荷為60% × 40 = 24，也就是糖負荷為24。

不論低醣飲食是否具有減重效果，低醣飲食確實對於心臟血管疾病有預防的效果，也可以降低血脂肪和膽固醇。而且因低血糖係數食物通常含有較高的食物纖維，對於消化有益並且有較高的飽足感，對於克服減重過程中所產生的飢餓感，還是有些許助益。

既然低血糖係數對於身體有上述益處，那麼到底那些食物才是低血糖係數食物呢？

一般而言，葉菜類蔬菜和水果等低血糖係數較低。而蛋糕、白米飯、蜂蜜、麵包等，則擁有較高的糖指數。降低血糖係數的方法如下。

A.選擇適當的食物及分量

低血糖係數的食物並非就是低熱量食物。如花生，是低昇糖指數食物，但熱量頗高。故即使選擇低昇糖指數的食物也要適當控制食物，計算一天的糖負荷。分量也很重要，因醣指數即使低，如果吃太多，糖負荷也會太多。另外，不要選擇太甜的食物(以代糖所營造的甜味例外)，並且選擇五穀雜糧飯取代白飯。

B.食物烹調時間不宜過久

烹調太久會使澱粉糊化，增加消化的速度，因而增加醣指數。

C.使用藥物控制醣指數

目前已經有藥物可以降低大部分食物的醣指數，例如：糖祿錠(一種澱粉酶抑制劑)。但是，就利益風險比值而言很難評估。因此，除非有特定原因要降低血糖係數，否則不建議使用藥物，降低血糖係數。

在各式精緻甜食充斥的環境中，低血糖係數飲食提供了選擇食物的模式，而低血糖係數飲食確實對健康有一些助益。但就減重而言，糖負荷可能比血糖係數更重要。由於血糖係數的運用並不限於澱粉類，亦可以擴及一般的食物，因此在使用血糖係數選擇食物時，必須要避開血糖係數低卻熱量高或油脂高的食物。

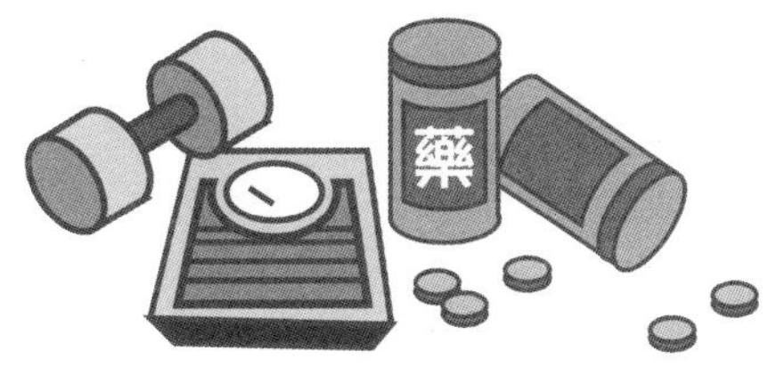

密技大公開——超簡易糖指數計算

你知道便利商店的便當血糖係數有多少？一個飯糰的血糖係數又有多少呢？翻遍大小書籍可能都查不到，在此告訴大家一個極為簡單的方法。當然這一個方法沒有辦法取代標準化的糖指數測定，但是在日常生活中非常方便。

以下是幾項常見食品的糖指數，給讀者參考。

品名	糖指數
白飯類	80
麵包	70~80 (甜的80，不甜的70)
汽水可樂	50
水果	甜60，不甜30

你知道便利商店的便當血糖係數有多少？一個飯糰的血糖係數又有多少呢？翻遍大小書籍可能都查不到，在此告訴大家一個極為簡單的方法。當然這一個方法沒有辦法取代標準化的糖指數測定，但是在日常生活中非常方便。

目前便利商店的便當都會提供熱量表，包括碳水化合物的含量、蛋白質的含量等。如果一個便當的碳水化合物的含量為100克，則由於便當中得碳水化合物主要為白飯，而白飯的糖指數為60，則這一便當的糖負荷為0.6×100(碳水化合物的含量)=60 由此類推。

糖負荷速算公式

白飯類：熱量／5
汽水可樂：熱量／8
水果：熱量／10(特甜水果，例如：荔枝、葡萄/5)
蔬菜：不限
高油脂低澱粉(如洋芋片)：熱量／30

總之，不含澱粉的食物可以不考慮糖負荷。一般而言，一天的糖負荷不要超過120。

(5) 食物纖維

食物纖維係指食物中不能被胃或腸消化吸收的成分。主要的來源為植物類的食物。

基本上，食用食物纖維不能作為減重的主要飲食方法，但卻是減重飲食中不可或缺的輔助食品。因為，食物纖維可以降低食物的能量密度，增加胃的飽脹感，並且延緩胃部的排空，減少脂肪和蛋白質的吸收。一般人，建議每天建議用20克的食物纖維，減重時可食用25~30克的高纖食物。

故在攝取固定分量的食物下，攝取高纖的人要比攝取低纖維的人可以降低更多的體重；同時，肥胖者使用此法還能比一般人下降更多的體重，而且在減重後的體重維持期，使用食物纖維的比使用安慰劑者有更好的效果，有助於避免復胖。

(6) 果膠

果膠也屬於減重飲食中的當紅產品，而在網路上常常被提出來討論。

果膠就定義來說也是膳食纖維的一種。學理上能達到減重的原因，應為果膠可以降低食物的能量密度並可以增加胃的飽脹感，並且延緩胃部的排空。

但據目前針對果膠的研究指出，單獨使用果膠並沒有減重的效果，要靠果膠達成減重效果，可能還是要輔以其他的飲食控制方法，或是使用過量的劑量。但是，如果過量食用果膠為過除了腸胃不適的副作用外，甚至可能造成腸阻塞，不可不慎。

(7) 外科手術

早期是採用截腸的方法，但是由於會造成營養不良等併發症，目前已經很少人採用。目前，比較主流的方法是胃部分隔法及繞道的方法，要使用哪一種則需要依據患者的情況來選擇。

A.外科減重的優點

有效、快速、不易復胖。

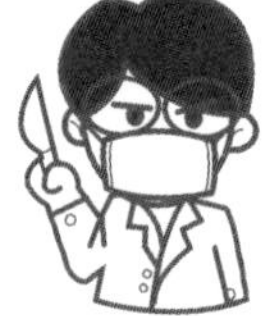

B.外科減重的缺點

雖然開刀的風險在有經驗的外科醫師的手術下死亡率並

不高。但是，開刀所要面對的全身麻醉的風險，以及開刀本身所需要面對的問題：例如腹膜炎等，仍然不能完全忽略。另外，開刀的方式也會影響將來復胖的機會，或是產生逆流性食道炎等。

C.什麼人需要用外科的方法減重

根據美國國家健康中心的建議，以下情形才適用手術方式減重。

超過理想體重100% ，持續五年以上，且使用其他的減重方法失敗，沒有精神方面的問題，沒有酗酒，或任何開刀的禁忌症狀，BMI超過40，並有肥胖造成的併發症，如睡眠呼吸終止症、嚴重糖尿病、因肥胖造成的心臟疾病、嚴重關節炎、因為肥胖而引起嚴重的生活與家庭問題。

D.手術併發症

a.短期：傷口感染、腹膜炎、靜脈栓塞

b.長期：營養不良、維生素B_{12}缺乏、鐵質缺乏、膽結石、腸胃等問題

E.手術癒後

需長期補充某些水溶性維生素和鐵質等。

(8) 其他類

A.排除宿便

許多的減重食品強調體內環保，即把排宿便作為減重的第一步。以下這些食物常被用來排除宿便：

a.緩瀉劑(laxative)

緩瀉劑與其文義相反，係促進排便的一種成分，如前段

時間新聞曾出現的番謝葉（sennoside）就是緩瀉劑的一種。緩瀉劑可以促進腸胃蠕動，加速糞便的排除，但是就減少熱量的吸收而言效果有限，而且長期使用會造成電解質不均衡，或是腸胃道功能失調，一旦停藥之後可能會造成便秘，而且體重會迅速回升。

b.使腸胃不吸收的物質

如山梨醇(sorbitol)、果膠(guar gum)、油魚等在腸胃中不會吸收的成分。果膠的功用前文已提過不再贅述。山梨醇不太容易被腸胃吸收，因此熱量很低，但是在食用的量大時更容易造成下痢，達到排除宿便的目的。

c.高纖食物

例如竹筍、大量蔬菜纖維等能促進腸胃蠕動達到排便目的的高纖食物。

上述促進或加強排除宿便的食品，雖可一時「減少」體重，但並非為減重的方法。因食物從食入到排出，一般需要72小時，也就是三天的時間。在這三天之中，吃下的食物，都會留在腸胃中。如果每天排出一次，排出的應是三天前的食物殘渣。

也就是說，每個人腸胃或多或少都有「宿便」的存在，利用人為加速排出，只是把需要三天排出的一次加速排出而已，雖是多此一舉，但因一次清除宿便的重量，帳面上體重仍會明顯減少，也使許多人趨之若鶩。但就長期而言，這種方法不會改變體脂肪率，也不是真正的減重方法。安慰的成分較大，治療的僅是減重者的心，而非減重者的身體。

B.以抑制熱量吸收為主要訴求的產品

a.吸附油脂或抑制油脂吸收

目前市面上有許多食品號稱可以吸附油脂或抑制油脂吸收，主要成分是甲殼素(chriticosan)、psylium或以食物纖維製成的食品。但是這些成分是否吸附油脂或抑制油脂吸收呢？依目前研究來看，答案可能令人失望。

雖然有些產品在廣告實驗中可以吸附油脂。但是實際上，在身體運作中，因為腸胃中消化酵素和膽汁的影響，和在燒杯中展現的油脂吸附能力是無法相比的，也不代表在人體中也具有同樣的效果。所以，基本上這也是一種心理作用大於生理作用的方法。

一般市售抑制吸收油脂的產品，都無法提供可經科學認證的實驗結果或是數據，來支持其減重或是抑制油脂吸收的說法，所以想減重的人須詳加考量此種減重法。

b.澱粉酵素(酶)抑制劑

目前市面上有許多食品號稱可以抑制澱粉吸收，用來減輕體重。但目前並沒有證據指出，澱粉酵素抑制劑能有效減重。

原因是，澱粉酵素抑制劑並無法完全抑制腸道內的各種澱粉酵素。腸道內的澱粉酵素可能來自於小腸或是胰臟，而且各許多有不同的種類，目前沒有一種澱粉酵素抑制劑能抑制所有的澱粉酵素。

再者，人體的大腸內有許多細菌，這些細菌會把身體沒有消化或是吸收的澱粉分解，造成即使澱粉酵素被抑制，人體仍然能吸收部分澱粉。結論是，縱然最終有少量澱粉未被吸收，但是這樣的分量已經不足以改變體重。

澱粉酵素抑制劑出現在市面上已經超過10年以上了，但醫學界始終無法證明澱粉酵素抑制劑能有效減重，可見其效果有限。

3.分解脂肪

有些減重產品號稱可以經由皮膚塗抹產生藥效，達到分解脂肪的效果，這一部分將在局部塑身法的章節中加以說明。

ChⅣ

局部塑身法

如果可以自由地選擇自己的身材與臉蛋，想必許多女性朋友，會選擇所謂天使的臉孔與魔鬼的身材，男性朋友則會選擇虎背熊腰的肌肉猛男。而理想與現實總會有著一段距離，否則不會有那麼多人前仆後繼，躍躍欲試於美體塑身，想把自己變得更完美。但在這裡要強調一個概念，肥胖固然會影響外在體態，但「減重」與「塑身」是屬於不同的概念。

依據衛生署87年12月所公佈的國民營養現況，與臺大醫院最近的研究結果恰好都發現，絕大多數的女性的BMI值介於18.5~26之間。換言之，大部分的人的體重還是在所謂正常範圍之內，未達肥胖的標準，就健康的角度而言，並沒有減重的必要。如果在正常的BMI指數下，仍對身體的局部或全部進行的改善活動，則應稱為「塑身」，而非「減重」。

因女性的體脂肪率本來就比男生高的多。依照香港的研究，一個BMI指數為22.5的女性，其體脂肪率為30%，遠高於同樣BMI指數體脂肪率不到20%的男性。也因此，女性比較容易看起來「肉肉的」，而要求降低體重到「美容體重」的標準，讓自己看起來更上相。

另一方面，從統計數據來看，女性從19~44歲平均的腰圍和臀圍分別是69.5公分和93.2公分(換算成英吋分別為27.3和

36.6英吋)。也就是說絕大部分的女性的腰圍和臀圍，都比都比許多人理想中的腰圍24、臀圍36來的粗。如果覺得自己變胖了， 首先可以檢視自己的腰圍是否超過28英吋，或是計算BMI指數是否超過27，如果過重則要開始減重，但如果不符合上述要件，那就是要做塑身或局部減重。

但在此要強調一個概念就是，「瘦」或許對某些人是美麗的代名詞，但就健康的角度來看，不論如何減重或塑身，過瘦，即BMI指數低18.4，對健康就會有所危害。如一位160公分的女性，體重不應低於47.73公斤，但是目前許多的美容體重都設定在45公斤甚至更低，這種現象值得許多讀者注意。在進行美容塑身前，要先計算一下自己最低健康體重，不要一味地崇尚瘦才是美，雖然本書的主題為減重，但瘦得健康才是筆者與讀者所應追求的最大目標。

1.局部肥胖的原因

常聽人們說，女生是梨型身材，而男生則屬於蘋果型身材。許多女生常常會感到困擾的地方，就是體重稍微增加了一點，臀部就變大，大腿就變粗了，減重減了半天，偏偏該瘦的不瘦，不該瘦的全瘦了；相反地，許多男性朋友，發胖時，體重只多了一點，腰圍卻粗了好幾吋，肚子則是越變越大。會有這種結果是因為男女脂肪堆積的部位不一樣，這種現象在女性更年期之後會改變，女性脂肪堆積的部位逐步會轉變和男性相同。

所以男女生脂肪堆積的差異，可能和女性荷爾蒙有關，如果男性缺乏男性荷爾蒙，也比較容易產生啤酒肚，適量補充男性荷爾蒙的話，就會改善啤酒肚的情況。至於讀者最關心的，還是到底該如何塑造魔鬼身材，讓該胖的地方胖，該瘦的地方瘦呢？

體脂肪率的多寡往往會影響到外觀。有些人明明體重不輕，在外觀上卻有完美的身材；相反的，許多人明明體重已經低於標準體重卻無法達到自己滿意的身材，其中一個很重要的因素就是體脂肪率的高低。

一般而言，體脂肪率愈高，外型通常會愈臃腫，即使體重相同外觀也會有顯著的不同。原因是肌肉的比重比脂肪高，因此在同樣重量下脂肪的體積大就比較容易影響外觀。一般說來，影響身體體脂肪率的因素有性別、體重、年齡、運動、荷爾蒙、酒精、抽煙、飲食、藥物等。

關於局部肥胖，最常聽到的是肚子太大或是下肢水腫。基本上下肢水腫應該是誤用，因為肥胖和水腫是不同的——而水腫通常是疾病的表徵之一。影響脂肪分布的原因包括遺傳、性別、運動、飲食等。

以下將分別加以說明。

(1) 造成腰圍粗的原因

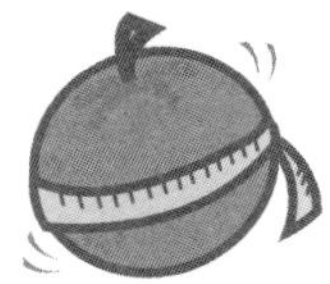

A.遺傳和基因

家族成員中如果有人有啤酒肚的話，那你可能也會有啤酒肚的現象。

B.內分泌異常

如腎上腺機能亢進(庫新氏症)或是成人生長激素缺乏。

C.抽菸喝酒

許多研究指出，抽菸喝酒會讓肚子變大，喝酒可能比抽菸更容易造成啤酒肚。

D.心理因素

有些憂鬱症患者會有肚子偏大的現象。

E.人格的因素

一些反社會的人格會比較容易產生啤酒肚。

F.周產期的因素

早產兒長大之後比較容易產生啤酒肚。

(2) 造成下肢水腫的原因

A.心臟疾病

水分主要是從心臟經由腎臟及皮膚排出體外。但是，如果心臟有疾病時，無法打出足夠的水分到腎臟，或者血液經由靜脈回流到心臟，則會引起水腫。

B.腎臟疾病

水分主要是腎臟及皮膚排出體外，顯而易見的如果腎臟有問題，便容易產生水腫；此外，尿蛋白流失太多，也會造成水腫。

C.肝病

肝病會使身體中的白蛋白降低，增加周邊的水分，也可能造成水腫。

D.淋巴循環阻塞、血液循環不佳或血管阻塞

身體的水分要回流到心臟主要是經由靜脈和淋巴系統，因此，只要這兩者其中之一發生問題，就有可能造成水腫。主要特徵是身體兩側通常不一樣大。

E.營養不良

營養不良剛開始會影響白蛋白的合成，更嚴重會造成心臟、腎臟功能的降低。

F.感染

早期衛生條件較差時，常聽有人感染象皮病。主要的特徵是，腳腫的和象腿一樣，主要的原因就是寄生蟲阻塞淋巴系統。

G.週期性水腫

大部分和女性的生理週期相關。症狀包括臉、手、腳都會水腫，而且沒有其他的病因，常見於20~40歲的女性。發生時常會伴隨情緒的波動。許多患者這時會有強烈的減重慾望，並採取劇烈的減重方法，但一段時間後又大吃特吃而造成減重失敗。

2.局部減重的方法

(1) 局部肥胖的評估

在選擇方法時先要評估自己是全身性的肥胖還是局部肥胖，才能選到正確的方法。

在作局部減重時，先要考慮是皮下脂肪較多還是內臟的脂肪較多。

先測量身體質量指數、腰圍和腰圍臀圍比：看看自己是過重、肥胖或是正常體重。如果身體質量指數在正常範圍，則看看腰圍是否太粗。對一個真正肥胖的人來說，皮下脂肪和內臟的脂肪都很多；但是許多人即使體重在正常範圍之中，仍然對自身的身材不滿意，或是覺得自己太胖了。

要知道皮下脂肪較多還是內臟脂肪較多必須先量體重。如果過重則是皮下脂肪和內臟的脂肪都很多；如果體重正常則量腰圍和臀圍，如果腰圍很大或是腰圍臀圍比很高，則內臟的脂肪較多；如果腰圍和臀圍正常則皮下脂肪較多。

消除皮下脂肪或是內臟的脂肪在減重的策略上是不一樣的。一般而言，內臟的脂肪對於運動的反應較好，對節食的反應較差；皮下脂肪主要是反映身體能量的堆積，因此採用節食的效果比較好，運動的效果比較差。因此在作局部減重計畫時，要視情況再做調整。

(2) 局部減重策略

A.減脂

· 減少全身的脂肪

減少全身的脂肪的方法和減重法相同，請參閱前文。

・減少局部的脂肪

如果是沒有疾病的因素造成的啤酒肚，則可以考慮下列的方法來減重。

如果體重或是腰圍超過標準值，建議先以前文所提到的方法減重，在達到標準體重之後，再採用第二步驟。

B.運動

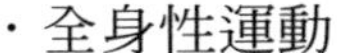
・全身性運動

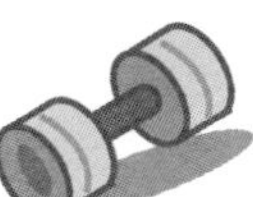

運動會改變身體脂肪的比例和分布。運動對於減重的效果，尤其是體重的減輕，非常有限(如前述)；但是運動會改變脂肪分布的位置，因此對於一個肥胖但是常運動的人來說，腰圍會比不常運動的肥胖者來的細。而且如果作重量訓練，則可以明顯的發現脂肪變少了，肌肉變多了。因此要做局部減重或是塑身，運動是重要的元素。

・局部運動

局部的運動對於局部塑身的效果。

C.藥物

a.諾美婷

前面已經提過，內臟的脂肪對於運動的反應較好，對節食的反應較差；皮下脂肪對節食的反應較好，對於運動的反應較差。諾美婷會降低食慾，可將強節食；但是在使用諾美婷後可以發現許多患者的腰圍也降低了。可能的原因可能是諾美婷加強正腎上腺素的作用，使脂肪分解。

b.鉻

鉻是對身體澱粉和脂肪代謝的重要物質，因此對於脂肪的堆積鉻可能有其角色。目前當紅的啤酒酵母事實上有效成分就是鉻。如果將鉻單獨使用則對體重或是體脂肪的影響有限。但是鉻加上節食計劃或是加上適當的運動，可以加強節食或是運動的效果。

・鉻的食物來源

鉻在許多食物中都有，但是絕大部分的人都攝取不足。主要的來源是全麥或是穀片含有較高的鉻，但是過度的烹調也會降低鉻的含量；肉類也含有較多的鉻。

・建議攝取量

每天50~200毫克，大部分的食物都無法提供足夠的鉻，因此減重者如果要攝取足夠的鉻可能需要額外的補充。補充維生素C可以加強鉻的吸收，服用胃藥則會減少鉻的吸收。

c.瘦身霜

瘦身霜在化妝品店或是第四台的廣告中大量曝光，可謂時尚產品。但是，那麼多的廠牌及見證者，消費者用了之後是否都有廣告上的神奇效果呢？在美國，這一類的產品每年有1700萬美金的市場。

醫界曾對單純抹上瘦身霜，及抹上瘦身霜後再包起來(保鮮膜減重法)的瘦身結果加以研究。結果發現，以上兩種方式，平均腰圍分別僅縮小0.75及2.03公分。也就是說，不管是用抹的或用包的，一般而言，瘦身霜的效果有限，腰圍縮小不到一吋；另外要注意的是，部分瘦身霜可能會產生皮膚過敏的情況，皮膚較敏感的人在使用前可能要先試用。

至於瘦身霜的成分有許多種類，例如前一段時間新聞中出現的theophylline或是訪問減重產品中出現的Llicorice，在某種程度上都可以消減一部分的脂肪，但是效果很難超越上述的結果。

正確來說，用對方法，其實比選擇哪一種瘦身霜更有功效。比如說，抹了瘦身霜後加上適當按摩或是超音波導入，可以增加瘦身霜的效果。

D.飲食

在飲食上除了低卡飲食的選擇之外，低糖指數餐可能較一般的餐飲更能降低皮下脂肪的堆積。

E.超音波碎脂機

利用超音波的震盪功能希望將脂肪粉碎來減重。就目前的研究和分析而言，單獨使用碎脂機並無法有效減輕體重或是塑身。某一研究發現，讓肥胖者使用半年的碎脂機，並比較使用前後的腰圍，結果並沒有任何的差距；而該研究對被治療者做的問卷調查發現，被治療者超過30% 認為自己的腰圍變細了。也就是說，這一種方法安慰的成分較大，治療的僅是減重者的心，而非減重者的身體。

不過，碎脂機的確能打散某程度的脂肪，但是胃腸道並不會幫助患者排除脂肪，打散的脂肪要怎麼樣才能排出體外呢？顯然的要透過呼吸或是從尿液中排出。那麼這時如果呼吸沒有變快尿液沒有增加，打散的脂肪也會回到原來的地方繼續堆積，而且打散的脂肪可能會造成血液中血脂肪和膽固醇的增加，而影響健康。

因此，讀者想要使用碎脂機作局部塑身則需要配合運動或是節食，將打碎的脂肪燃燒並排出體外，才能真正達到效果。

F.局部抽脂

在試過前述方法皆無效的情況下，才建議採用局部抽脂的方法達成局部塑身的目的。其原因，倒不是因為抽脂手術效果不好，反而是抽脂手術在局部塑身的方法中可以說時間最短，效果最顯著的。

不建議立即採用作為局部塑身的原因，除金錢花費較高外（平均抽脂1公斤約1萬元）外，還因為這種方式是外科手術，手術中會遭遇的風險，抽脂也會遇到。所以建議在其他局部塑身的方法無效的情況下再採取此一方法。

醫師的小叮嚀

在作局部減重時，主要考慮是皮下脂肪較多還是內臟的脂肪較多這兩個條件。

對一個眞正肥胖的人來說，皮下脂肪和內臟的脂肪都很多；但是對許多朋友而言，即使體重在正常範圍之中仍然對自身的身材不滿意，或是覺得自己太胖了，這時就要知道皮下脂肪較多還是內臟的脂肪較多，測試方式和減重策略就如同前文所述。

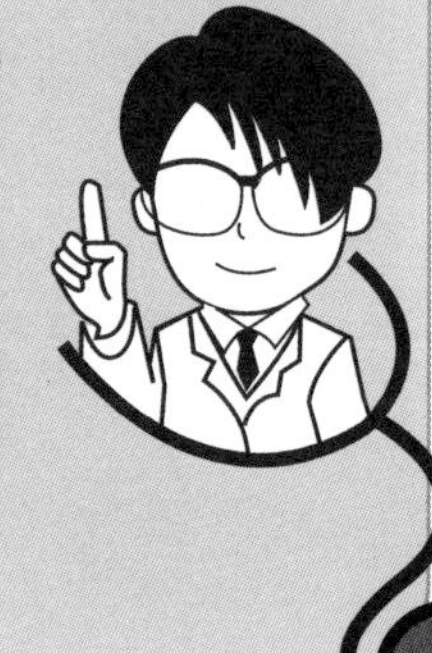

局部抽脂

・可以抽脂的部位

抽脂基本上從頭到腳都可以作，從臉頰、下巴到頸部，從腹部、腰部到臀部、大腿，都可以作抽脂手術。

・結果和併發症

剛做完抽脂可能會有淤血、感覺麻麻的等反應；比較嚴重的可能有感染、血腫等併發症。

・長期的結果

抽脂並不能治療肥胖，但是可以改變體型。不過要維持長時間的效果可能還是要伴隨其他的減重方法，否則將使辛苦抽脂的效果可能會毀了。

請參閱附圖，術後沒有飲食控制，過不久還是會恢復原狀。

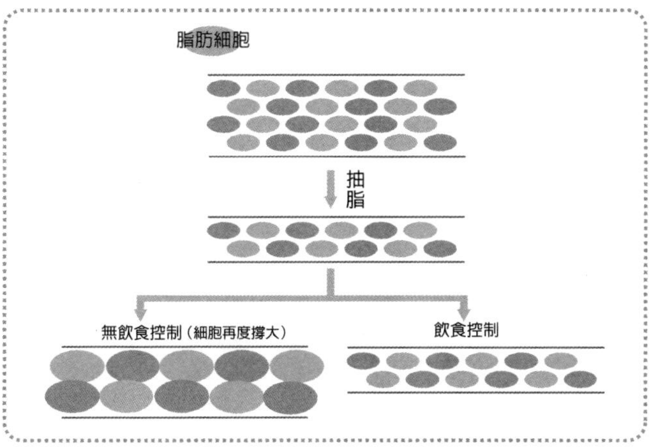

(3) 局部塑身的方法

一般體重在標準內者（即身體質量指數未超過24），可直接在安全範圍之內以降低體重、增加運動量、補充鈣離子、補充鉻離子等方法做局部塑身就可以。但如果要瘦腰、腿、手臂等地方，可以依照下列原則。

A.瘦腰圍

如果體重超過標準則可用Part II 提供的筆者自身經驗與方法來減重。在體重減輕的同時，腰圍也會隨之下降，但是有些讀者可能會希望瘦下半身而不希望瘦上半身，一般而言運動減重比較會瘦上半身，下半身通常要靠節食。

如果要瘦腰圍可以做全身性的有氧運動，或是加強腹部肌肉的運動，例如仰臥起坐、抬腿運動等有助於消散腹部的脂肪。加強有氧運動，會改變脂肪的分布而使腰圍變小。有研究指出，運動時上半身的脂肪分解會比下半身更明顯。另外，在飲食的選擇上可以使用低血糖係數飲食，也會有助於消減脂肪。

B.瘦大腿：

加強局部運動：例如踩腳踏車與加強飲食控制。

C.瘦小腿

如果是肌肉比較粗，則沒有比較好的方法來減低小腿的尺寸（其他則和瘦大腿相同）。

D .瘦手臂

加強局部運動，如手部的重量訓練，另外仍得加強飲食控制。

E.週期性水腫的治療

a.低鹽飲食：低鹽飲食會減少腎臟將水分保留在身體裡面，而減少水腫的發生。

b.彈性襪：可以增加下肢水分的回流，而減少水腫。

c.藥物：週期性水腫的藥物治療，不可以使用一般的減重藥物。利尿劑對於某些患者會有適當的幫助，但是要小心使用，切忌不可以自行購買服用。

d.心理諮商：前面已經提到患者會有強烈的減重慾望，並採取劇烈的減重方法，但一段時間後又大吃特吃而造成減重失敗。這時需要的不只是對水腫本身的治療，也需要考慮到心理的建設，讓患者明瞭週期性水腫以及適當的方法才能達到目的。

3.橘皮組織的預防

(1) 什麼是橘皮組織

肥胖或是局部肥胖的患者有時會發現，在肥胖的地方皮膚會不光滑或是皺縐，有點像是風乾的橘子皮，因此有人將之稱為橘皮組織。

橘皮組織主要的成因，是局部脂肪的堆積加上脂肪內的纖維互相拉扯所造成的結果。橘皮組織主要的成分是脂肪、纖維、水分。雖然一般的肥胖組織也是這些成分，但是橘皮組織中的水分、膠原纖維較肥胖組織多，脂肪相對較少，因此在治療上和一般的減重法並不完全相同。

(2) 橘皮組織的發生原因

A.長時期的坐姿

有些人會抱怨自己臀部愈坐愈大，但是卻不知道是什麼原因，但是隨著對橘皮組織的瞭解，可以清楚的解釋臀部愈坐愈大的原因。

長時間的坐著就短期而言造成會減少靜脈回流，使下半身的水分增加堆積，因此在外觀上感覺較胖；另外，長期的坐著會使肌肉張力降低，更進一步的減少靜脈回流。長時間的坐著就長期而言造成運動量少，也導致肌肉量減少和脂肪量增加。肌肉減少如上所言，會減少靜脈回流，使外觀看起來變胖，脂肪量增加則是實實在的胖起來了。

B.使用避孕藥

避孕藥物中的女性荷爾蒙對某些女性朋友可能會造成下肢水腫，橘皮組織自然較容易出現。因此，如果可能的話，盡量減少避孕藥的使用。

C.體重變化過劇

體重的快速變化也是橘皮組織的重要成因，尤其是快速減重的朋友更容易產生橘皮組織。體重的快速增加會減少靜脈回流，也會產生橘皮組織。

D.靜脈曲張

減少靜脈回流是造成靜脈曲張的原因之一，也會產生橘皮組織。

E.肥胖

肥胖則是上述各項原因的總和。肥胖的人一般運動較少，不喜歡動，也容易產生靜脈曲張，因此非常容易產生橘皮組織。

F.位置

最常出現的位置是大腿內外側和臀部。主要發生在女性或是肥胖的男性。

（3）橘皮組織的四種類型

A.堅實型

外觀上雖是皮膚還有點彈性，但是有點縐皺的，常見於常常運動的女性。橘皮組織不會因為姿勢而改變，但是如果用手去捏橘皮表面就會比較明顯——因此這一型不可以用運動加以治療。

B.鬆垮型

常見於常常不運動的女性或快速減重的人。橘皮組織會因為姿勢而改變形狀和位置——堅實型治療不當也會造成鬆垮型橘皮組織。

C.水腫型

最嚴重的橘皮組織型態，用手指壓會留下壓痕，需要和其他水腫原因做鑑別診斷。

D.混合型

最常見的橘皮組織。

(4) 預防橘皮組織的生成

A.不要長期維持同一個姿勢

坐久了站起來走一走，站久了則坐一下，可以增加靜脈回流，減少橘皮組織。

B.增加運動量

增加肌肉的張力，增加靜脈回流。

C.減少飲食

藉由減少脂肪堆積，降低橘皮組織的發生。

D.避免穿長筒馬靴

馬靴通常都有高鞋跟，再加上長鞋筒，都是導致靜脈血回流減少的原因。長期下來，自然容易產生橘皮組織。

E.可穿彈性襪

增加靜脈回流，長期站立者須將腳部抬高

(5) 橘皮組織的治療

A.消減脂肪

脂肪減少，血液循環自然較好，產生橘皮組織的機會自然降低。

B.淋巴引流

利用有節奏性的按摩來刺激回流，可改善小部分的水腫，但是效果和水腫的程度，以及淋巴引流的技術有關。

C.超音波增加靜脈回流

一般說來，這種方式需要由醫師等專業人員來作判斷，必須確定安全等相關問題無虞後再進行。

E.壓力療法

利用局部壓力或其他方法(例如彈性絲襪)，增加淋巴和靜脈回流。

F.電療

使皮膚通過小量電流增加脂肪分解，僅有輕微效果。

G.按摩

經過有經驗的按摩師按摩，可以更有效的增加靜脈回流。

H.藥物治療

少數人使用tretinoin會有一定療效。

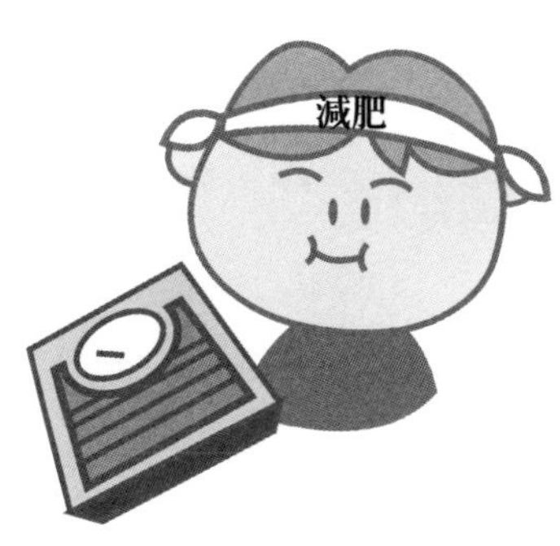

Ch V

運動與減重之間的關係

傳統上，一般人認為運動能消耗能量，維持基礎代謝率，抑制食慾而達到減重目的。然而，近年來的研究卻推翻了上述傳統的觀念，以下分別說明。

1.運動、消耗熱量與食慾間的關係

因為運動會消耗熱量，因此減重第一個想法就是運動，但是根據眾多的文獻記載，我們發現一個很令人失望也和上述一般人的觀點相衝突的事實，那就是單純運動，減重的效果並不明顯。如果減重者將運動作為減重的唯一方式，除了採用部隊訓練的方式（即斯巴達式）經由持續的體能操練，再加上緊張和壓力，尤其是團體中長官和同儕的壓力等相關條件的配合，會有較好的效果外，其他方式則成效不彰。

想要利用運動做為單一的減重方法是很困難的。例如某人每日的消耗量和攝取量為2000仟卡。如果一天多喝一瓶汽水(350 ml) 而這一瓶汽水約為120~150 仟卡，他可能要慢跑半小時才能消耗這些多餘的熱量。

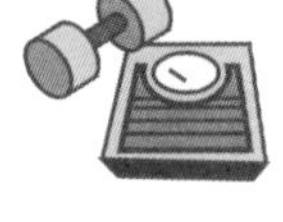

另外，傳統上有些人認為，在劇烈運動後會不想吃飯，所以運動有助於抑制食慾。但是許多研究的結果發現，中低量的運動不但不會抑制食慾甚至可能會增加食慾。但是如果運動量夠大(超過基礎代謝率的75%)則不會增加食慾但是也不會降低食慾。

身體內的「體重穩定器」會調控身體能量的代謝以及攝取，體重減輕時會增加食慾降低新陳代謝率；體重增加時會增加新陳代謝率降低食慾。體重穩定器會抵消運動的效果，因此如果只單純運動並不會有明顯的檢重效果。如果節食加上運動則可能比單純節食減輕更多的體重，但是差距依然非常有限。

2.運動與基礎代謝率的關係

減重的過程中會因甲狀腺功能的下降、瘦體組織的消耗等等因素，造成基礎代謝率的下降。傳統的觀念認為運動可以增加肌肉，阻止瘦體組織的消耗，進一步維持基礎代謝率，讓減重者在減重後亦能維持減重前一樣的基礎新陳代謝率，而使身體即使在休息、沒有壓力、沒有進食時，消耗的能量能和減重前維持一樣。

但是，根據最近許多的研究結發現認為，運動沒有(就算有也只有一點點)阻止基礎代謝率的下降的效果。可能原因就如前文所言，是瘦體組織的減少和甲狀腺素功能下降兩者的改變所導致的結果。

如果單獨使用節食的方法下降10公斤，而瘦體組織約可下降2.5公斤；如果使用節食加上運動的方法下降10公斤、瘦體組織只下降1.2公斤。兩者只相差1.3公斤，因此並不足以使身體的新陳代謝率造成差別。

另外，需注意的是瘦體組織並不代表肌肉組織，也就是因為運動而造成的瘦體組織減少流失，也不意味肌肉組織減少或流失；其中減少的瘦體組織可能包含水分及肌肉的肝醣，也就是說，減重後的瘦體組織和減重前的瘦體組織中的成分已經不同；同時，運動並沒有辦法增加甲狀腺素的功能。

所以，綜合以上兩點便可得知，運動並不能有效的阻止減重所造成的新陳代謝率下降。

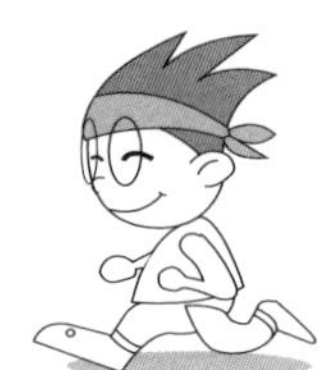

3.如何啟發運動興趣

胖的人，就像筆者以前一樣，很多是不喜歡運動的。但是牛頓第一定律「靜著恆靜，動著恆動」同樣也殘酷的說明肥胖者的生活習慣。筆者曾經胖到站起來看不到自己的大腿，不要說運動，連平常走路都會氣喘噓噓。不過，依物理定律：「讓靜止著的東西開始轉動，開始時所要用的作用力是最大的」。對於沒有任何運動習慣的筆者而言，要讓自己開始運動也花了不少時間。

為了化解運動初期對運動的排斥感與不適感，減重初期，筆者先將運動生活化，例如往返病房與看診間就不搭電梯，改爬樓梯來替代。先由短程的一、二樓不搭電梯，慢慢地增加到二、三層樓不搭電梯到三、四樓不搭電梯……依此類推，量力而為，如果覺得累了，就休息或改搭電梯。

由爬樓梯這樣的活動還得到了一種信心——那就是我也有運動的細胞！而開始了仰臥起坐的運動歷程。如同阿姆斯壯登陸月球的一小步代表人類的一大步，以當時筆者的狀況，相信個人的第一次仰臥起坐也可以號稱是運動史上的一大步，一個把腰挺起來離開地面的簡單動作，就花了筆者幾天的時間。

自己看著自己的雙手終於可以緩慢地將身體拉離了地面，心充滿著成就感和自豪感。原來，別人作得到自己也可以作得到。就這樣不求多，每天增加一下，每次的進步就是努力的成果。這時，可以選一個交情好一點的朋友或「好心」一點的家人來幫你壓腳，最好是那種有一點點小進步時，就會在旁邊搖旗吶喊，稱讚再三的朋友，可以增加自己對於運動的成就感及興趣。

倘若身邊沒有這種人，那就自己規劃一個計劃表，每天標明所作的次數，照表操課，也能帶來不少的成就感。筆者對運動產生興趣也是由仰臥起坐開始的，沒想到一天增加一下，在半年多後，已經可以達到150下好成績，更感受到運動後暢快淋漓的舒暢感覺。當然，因為運動，筆者的腰圍也明顯的縮減，心中的興奮是無法以筆墨來形容的。

因為有了好的開始，筆者後來也上健身房學習不同種類的運動，養成運動的習慣。在健身房裡，因為大家都在運動，更因舉目都是肌肉猛男，更加燃燒筆者運動的鬥志，早將當初那個害羞而沒有自信的自己拋諸腦後了。

減重者開啟運動興趣的訣竅

(1) 可行性

選擇運動時不要好高騖遠，要選擇一個可行的方法和目標。例如：由簡單的走路、爬樓梯、騎單車開始。沒有運動習慣的人一開始就從事高難度或長時間的運動，根本是緣木求魚，不但容易失敗，且容易產生運動傷害，對自信心和身體都是雙重打擊，要慎重為之。

(2) 可近性

選擇運動時可以把握的原則是，找出一種天天或時時可以做的運動。例如：週遭只有操場而沒有游泳池，到操場跑步可能比找一間游泳池更容易作到。

(3) 可親性

運動如同飲食控制，需要持之以恆，一個連自己都不喜歡的運動，想到要做就感到厭煩了，更遑論其他。所以運動的型態最好選擇自己有興趣且喜歡的運動，所以筆者不鼓勵讀者採用特定的運動方式，走路、跑步、有氧舞蹈、上健身房都可以，最重要的是要循序漸進，持之以恆。

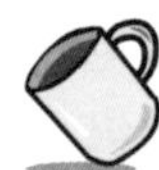
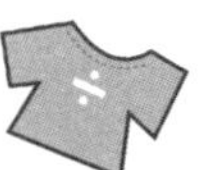
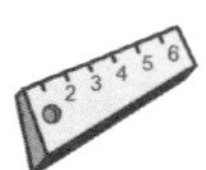
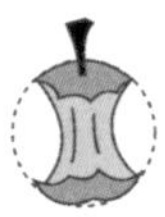
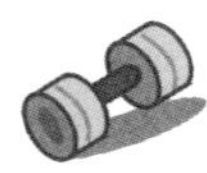

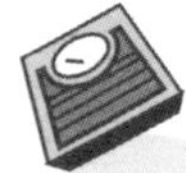

Ch Ⅵ 爲什麼「瘦」不了？

1.減重成功機會評分表

相信很多人都有多次嘗試減重的經驗，可能?大多數都是一開始很成功消瘦下來，但經過一段時間後，體重容易回到原點。以下是筆者根據前人的研究及個人鑽研的心得，設計以下問卷，用來評估減重者為何經歷了那麼多的努力，還達不到自己的減重目標，並依此評估減重成功的可能性。

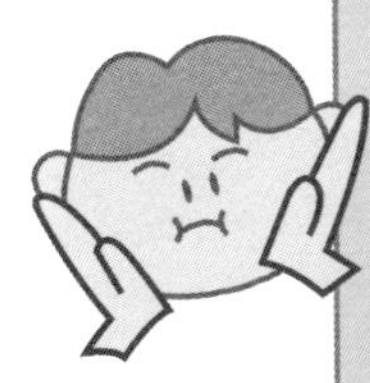

減重機會評分表

1.父母兄弟姊妹是否肥胖(有一個就算)?

a.否

b.是

2.開始肥胖的年齡?

a.成年

b.大學

c.中學

d.小學

e.出生到小學前

3.過去是否減重過？

a.有(續答第四題)

b.無

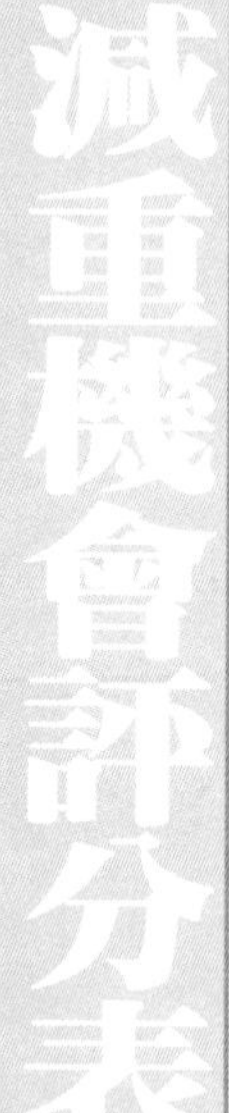

4.曾經使用過的減重的方法？節食、運動、改變生活型態、諾美婷或羅氏纖等藥物

a.三項以上

b.兩項以上

c.僅有一項

d.單獨使用其他項藥物

e.以上方法都不曾用過

5.減重方法的來源？

a.專業醫師

b.電視新聞

c.娛樂節目

d.廣告

e.民間偏方

f.其他

6.減重的最佳效果？

a.大於60%

b.40%~60%

c.20%~40%

d.10%~20%

e.小於10%

7.減重的動力——健康、外貌、自信？

a.三項皆有

b.有兩項

c.僅有一項

d.有其他的非上述原因

e.沒有明確的動力

8.減重動作最常持續的時間

a.超過半年

b.低於半年

c.低於三個月

d.低於一個月

e.低於一星期

9.減重的次數

a.1次

b.2~4次

c.4~8次

d.8~12次

e.12次以上

10.復胖後體重

a.小於所減體重10%

b.10%~30%所減體重

c.30%~50%所減體重

d.50%~100%所減體重

e.大於100%所減體重

減重機會評分表

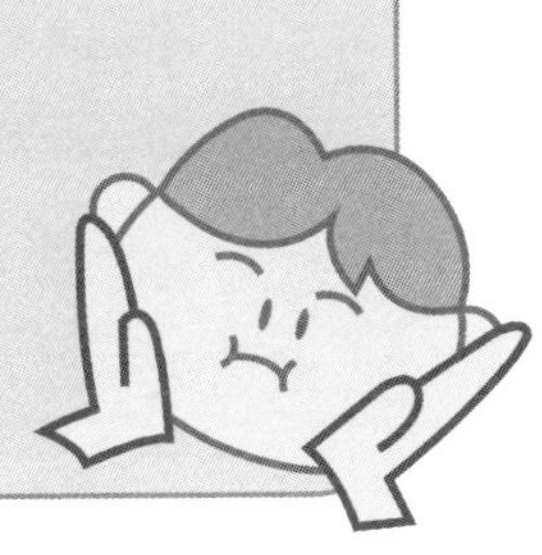

說明

＊分數計算：選a得10分；選b得8分；選c 得6分；選d 得4分；選e 得2分。

＊各項分數加總越低——代表過去減重成功的機會越低。

＊本表的目的，在於協助讀者尋找過去減重失敗的原因。先天的部分無法更改，因此更須後天的努力。

解析

1.肥胖可能有兩類原因：一是遺傳，一是家庭環境

如果有肥胖的體質，例如父母兄弟姊妹都胖，則減重成功的困難度會大大的提升，最主要的原因是遺傳了具有肥胖的體質，即使在一般所謂的正常熱量之下還是有可能會發胖，因此長期抗戰絕對是可以預期的。如果全家都屬於胖胖一族，在減重時除非全家一起減重，否則容易因為缺乏家人輔助而導致失敗。如果不是全家都胖則比較有可能和家庭環境有關，這時如果找個人一起減重，能互相激勵，比較有機會成功。

2.開始發胖的年齡對於減重的效果也具有高度相關性

如果小時候就已經發胖，脂肪細胞又大又多，要清除困難度當然增加，而且從小就胖通常代表從小飲食的量就很大，要修改長期累積的飲食習慣並不容易。小時候肥胖常常會造成不願意活動，因此運動量長期不足也是原因之一。

3.過去有沒有減重過，代表自己對身體心理的綜合判斷

如果完全沒有減重過可能是缺動力，而對於減重可能面對的問題可能毫無所知，因此分數較低。

4.過去曾經使用的減重方法，代表的是肥胖者對於正確減重觀念的瞭解程度

許多人都知道飲食和運動對於減重的價值，但是各大媒體充斥著各項的減重偏方。而通常這些偏方都強調所謂的神奇效果，但是真正有效的其實非常少。如果減重者忽略了許多基本常識，卻刻意追求一些奇怪的偏方，那麼減重失敗是可以預期的結果。同樣的減重資訊在各大媒體無有間斷的出現，網際網路中搜尋「減重」可能會出現上萬筆的資訊，這些資訊的可信度如何並不確知，而且常常和廣告連在一起。

減重的基礎是飲食控制。固然，肥胖的起因是攝取過多，消耗過少所造成。但是，就一般人的生活而言，能量的消耗不但難以評估而且難以改變。因此節食自然成為減重的基礎。題目中所列的是目前常見的減重治療方法，如果過去的減重的方法包含的很少，或是一項都不含，那麼減重成功的機會就很低了。

5.同問題四

6.過去減重的最佳效果，代表的是過去減重方法的一個總評估

通常減重效果越大代表過去所選擇的方法越好；但這不是絕對的，因為方法的好壞還要考慮降康問題、心理問題，以及復胖等問題。減重的最佳效果，則是代表過去減重經驗的效果評比。過去曾經減重的效果越好，則代表將來減重的潛力越大。如果過去的減重效果不彰，通常可能的原因是減重方式不正確或是不持續。因此，過去減重的效果也是重要的追蹤指標。

7.減重的動力

每一個人的減重動力都不太一樣。有些人是因為外力，有些人士因為健康，有些人士因為賭一口氣。但是減重的動力越強則越有機會成功，相反的則容易失敗。

8.減重持續時間代表個人對抗減重阻力和困難的能力

持續的時間越長，代表毅力越強；反之，則代表過去減重的動機並不足以強到減重成功。如果過去減重的時間很長(超過半年)還是減不下來，可能是方法不正確，需要專業的評估和治療。

9.減重次數愈多愈不容易瘦

減重無法成功，或是成功後又復胖意義不同。復胖的體重愈多，代表減重成功後因為忽略了持續的努力而復胖，這也是許多減重者的夢魘。而復胖的體重愈多，代表的是減重後又回到減重前的生活模式，減重當然不易成功。

10. 復胖後體重

代表過去減重方法的持續效果。

2.減重的迷思

減重的成敗，往往與減重者的觀念有很大的關係，在這一部分，我們就兩個減重者常會碰到的問題加以解析。

迷思一

許多減重的人都說，減重時不要吃宵夜或是晚餐；或是晚上幾點以後就不要進食，是否是正確的觀念呢？

解析

A.少量多餐會比少餐多量來的好

從國外的研究指出，在同樣的熱量下，多餐者會比少餐者減少更多的體重。

B.食物的生熱效應

晚上進食食物的生熱效應會降低14%。食物的生熱效應約佔每天總熱量的10%，則晚上進食會減少14%×10%=1.4%的總熱量，這樣的熱量差距並不足以產生減重的效果。

可能原因

對許多人而言，晚餐或是宵夜常常非常豐盛，不吃宵夜或是晚餐等於是將一天最大量的能量來源移除，因此體重會減輕。但是長時間(16小時)不進食會造成下一餐更飢餓而大吃大喝，反而容易毀了減重的成果。

結論

晚餐、宵夜皆可進食，但要注意全天攝取總熱量的控制。

迷思二

節食會造成厭食症

解析

A.肥胖恐懼症

許多人對身材和體重過分重視，已成為對自己評價的標準。他們對肥胖極端恐懼，有很強的慾望想要減輕體重。減重成為他們的一種習慣，就算患者的體重已是過輕，但仍然把減重掛在口邊。如厭食症病患者會吃得很少或只喝飲料，接著強迫自己拒絕進食、過度劇烈運動、服用瀉藥及利尿劑、自我催吐等。短期間內體重急遽減輕，使體重降至標準體重的75至85% 以下。患者通常仍維持正常的作息活動，並且否認飢餓及疲倦虛弱。

B.惡性循環

部分厭食者亦出現貪食症的惡性循環，亦即間中在短期內吃下大量食物，然後用催吐等種種激烈的方法，把食物排出體外。長期下來，造成腸胃功能衰竭，一吃就吐，無法進食。容易導致低血壓、心跳減慢、掉髮、骨質疏鬆、指甲脆弱、臉色蒼白或臘黃、畏寒、體質極差等問題，而女性更有機會讓月經失調或暫停。

可能原因

節食過度會降低基礎代謝率，而使減重無效；或是造成瘦體組織流失，都是造成此類迷思的原因。

結論

但就目前為止，厭食症的起因並沒有完全被瞭解，但就目前所知，厭食症和心理、生理和文化有關。但是，目前為止並沒有足夠的科學證據指出節食會造成厭食症。

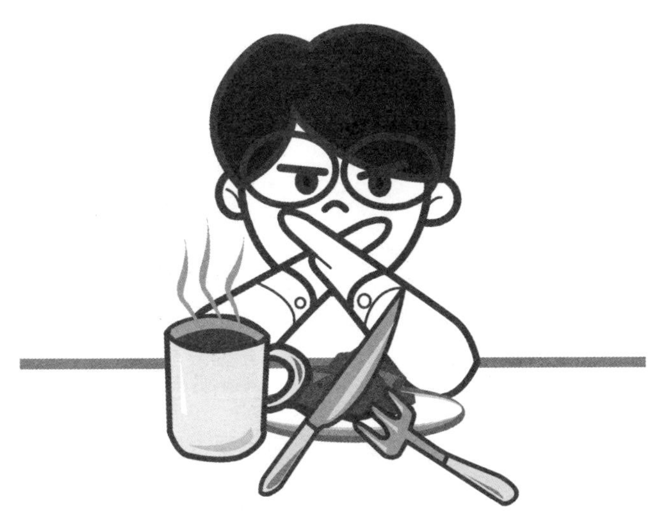

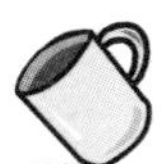
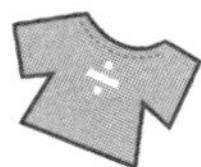
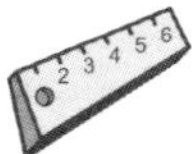

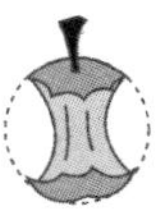
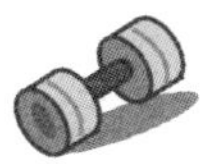
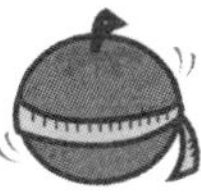
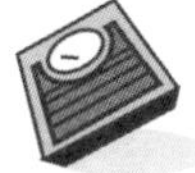

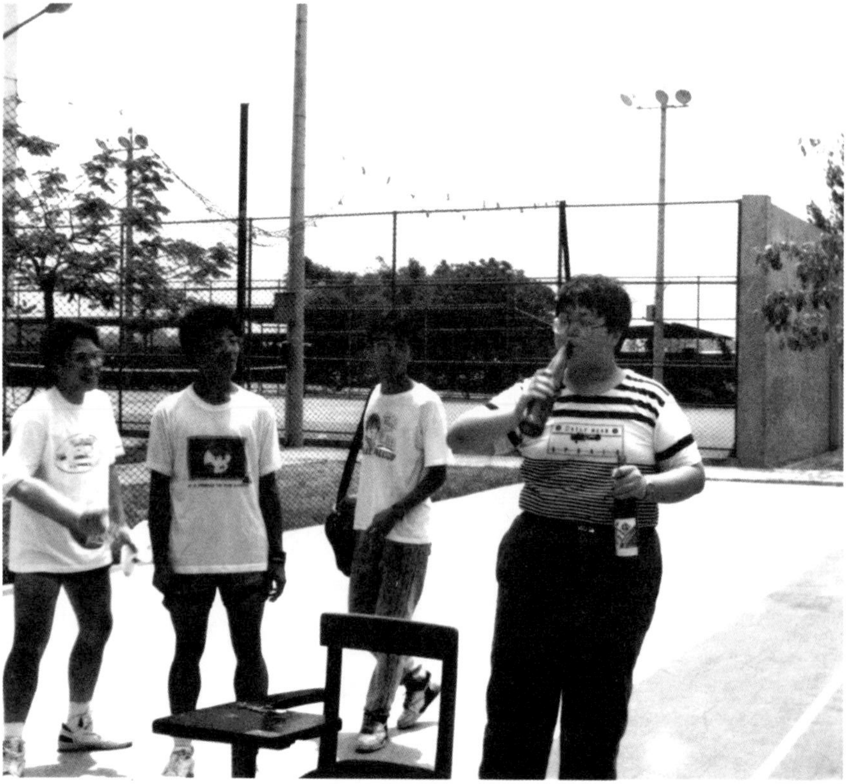

這是筆者在學校參加趣味競賽的鏡頭，那時候自己的身材正如吹氣球般的變大，彷彿喝下汽水都會胖一般。

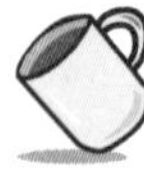
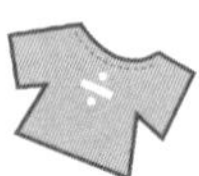
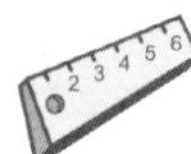
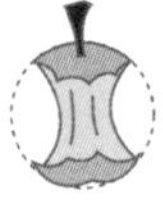
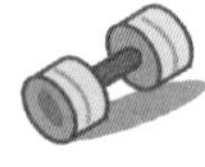

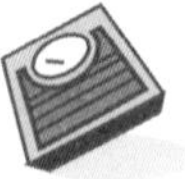

Part II

一起來減重

PartⅠ講了很多減重的理論，幫助讀者對肥胖和減重有一個整體的概念後，PartⅡ就要告訴讀者筆者自己的經驗。在整個減重的過程中，筆者自己遭遇的事情，減重的強烈動機何來、停滯期、復胖、飲食……等等，尤其將自己在這幾年中的心理狀態都告訴大家，怎樣的掙扎和煎熬，統統寫出來。

因爲，減重理論說了就知道，減重技巧看了就可以學習，但是減重應該克服的心理問題，卻不是描述出來就能夠體會的了！而必須自己徹徹底底的覺悟後，才可以心領神會的。這就像練武功一樣，再難的招式肯花功夫都可以學得唯妙唯肖，但是內功心法就算知道了口訣，沒法體會就是不會。

現在，就教大家「減重心法」，和筆者自己如何體會這個心法，進而成功減重下來的心得，相信對減重會有幫助。

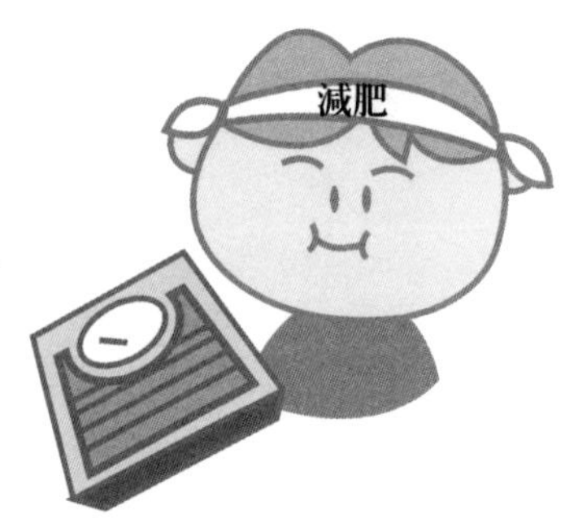

Ch I

下降0～5公斤

1.萬事起頭難——如何下定決心開始減重

(1)減重要成功，減重者要有以下的認知

A.減重是需要犧牲的

減重者可能需要犧牲一部分的生活習慣、口腹之慾、時間、或是金錢等。如果完全不願意任何犧牲，成功的機會是很低的。

B.減重是一輩子的事

將減重的過程融入於日常生活之中，可以輕鬆的減重。

C.減重是無法速成的

經由適當的方法逐步降低體重，減少復胖的機會，快速減重通常伴隨快速的復胖。請參考下圖。

圖說：剛開始減重時通常速度較快，但是一段時間後體重的減輕趨緩，甚至即使使用相同的飲食、運動等方式，體重依然不降，即進入停滯期，如果採取適當的步驟將能突破停滯期繼續降低體重。每一個人面臨和突破停滯期的時間不同，一般而言在減重三個月體重降低約10％時可能面臨第一個停滯期。

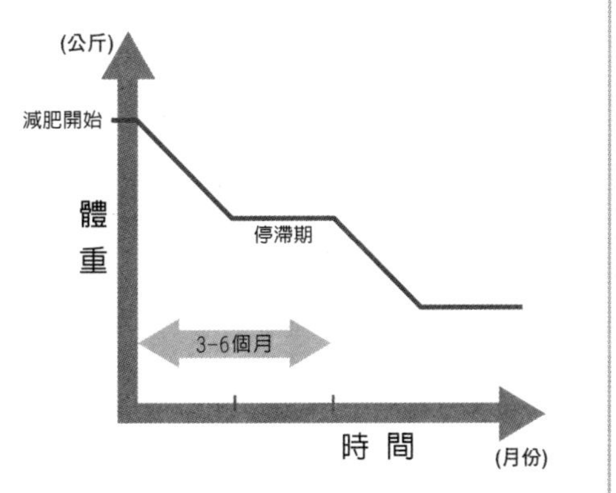

D.減重是健康的

肥胖對健康有不好的影響，但是不要為了減重而傷害了自己的身體。

(2)長期減重必需要有嚴密的計畫

包括對肥胖者的教育、諮詢、減少油脂和能量的攝取、規律的日常活動、經常和醫師或醫療專業人員接觸等，始能恆久持續。

減重要成功需要有以下條件：需要強而有力的動機、正確的減重觀念、家庭朋友和工作環境的支持。

正確的減重方法也需要適當的犧牲：包括生活習慣、口腹之慾、金錢或時間……等。

以下提供幾個問題，供大家自我評估，是否符合以上條件：

A.先前減重成功或是失敗的原因

讀者可以嘗試列出自己過去減重經驗中成功或是失敗的原因，加以探討。

B.家庭朋友和工作環境的支持

在日常生活中就是和家庭朋友與工作環境的接觸最深，因此是否得到適當的支持可能是減重成功與否，或是能否持續下去的重要關鍵。

C.是否瞭解肥胖對健康的影響

瞭解肥胖對健康的影響愈多，通常動力愈強。

D.對運動的態度

減重者是否願意運動，或者是否能持續運動下去。

E.參與運動的能力

同一項運動不見得適合每一個人，每一個人的心肺功能或身體狀況並不相同，因此需要根據個人意願及身體情況，決定最適合的運動。

F.能用來減重的時間

減重需要花費的時間，包括和醫師、營養師討論的時間，甚至是讀者閱讀本書的時間，以及運動或是上健身房的時間……等。

G.經濟的考量

減重可能需要有許多的花費，例如：代餐、健身房或是藥物的費用等。雖然不一定每一項都需要，但是在減重時可能面對一些額外的花費。

H.成功的障礙

減重者應該嘗試列出阻止減重成功可能障礙。

減重階梯圖

深思熟慮以上問題，並下定決心後所進行的減重行動，才有可能符合下列圖表的形式，逐步達到減重而不復胖的理想體態。也就是說，愈深思熟慮的減重計畫，成功的機率也愈大。因此，本書也只能啟發你的減重意識，指導心裡和技術層面，真正減重還是要靠自己。

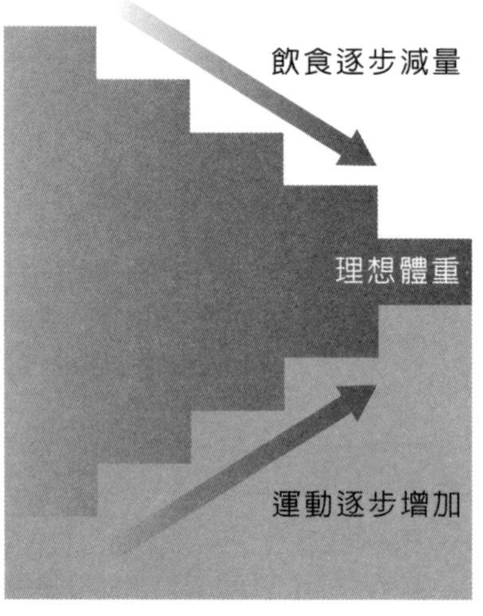

2.我的經驗——跨出成功的第一步

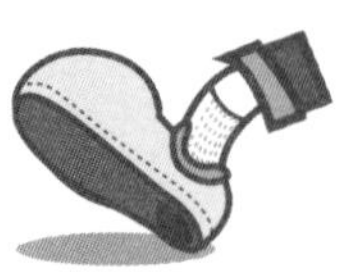

在減重的過程中，心理所受到的衝擊並不亞於身體所受到的震撼。許多減重的書著重在生理層面的實踐，忽略了心理層面對於減重的影響，但在筆者減重過程中發現，減重心理的重要性，其實不亞於生理，這也是為什麼用同一方法，

有人減重會成功，有人會失敗的最重要原因。尤其如果一開始減重目標和策略就設定錯誤，很可能連半公斤也減不下去，這點必須相當注意才行。

筆者就減重過程中會遇到的心理層面的問題一一解析，希望需要減重的讀者們也可以打敗心理的「魔障」，輕鬆減重。

(1)設立減重小目標

例如減重2公斤，或是腰圍瘦下一吋……等，一旦達到目標則給自己一些小獎勵，例如：買一件心愛的衣服，或是一個新的電腦遊戲等，可因每一個人的喜好加以設定（但是千萬不可以用食物獎勵自己）。

同時，對於成功抵抗誘惑，例如少吃一次大餐也可以給自己一些鼓勵。筆者在日常生活中會利用自我回饋的方式去激勵個人減重的意願。例如買一件想穿卻穿不下的衣服，掛在最顯眼的地方，每10天~2週試穿一下（每天試穿就沒效了！）看看是否穿得下，同時測試減重成果進步或退步，也是一個激勵自己的方法。但是，不要選一些差距太遠的衣服，否則試穿的過程反而容易打擊信心。

針對這一點，各位女性朋友就可以將衣櫃中所有衣服拿出來仔細檢討一番，再對照目前市面上流行好看的服飾，保證可大大激起減重意識。

另外，在減重的過程中最好不要換皮帶，因為皮帶是減重過程中最忠實的紀錄者，如果現有的皮帶孔數不夠可以自行打洞，過於怠惰時皮帶自會如實的告知。當減重有初步的成效時，就可由皮帶孔看到過去和現在的努力成果，更加激勵減重的決心。

以筆者來說，在沒有減重以前，胃好像空的，每天都有吃不飽的感覺（怪不得醫學院的教授想免費幫筆者做胃繞道手術），雖然每餐自助餐都要吃2碗白飯，點100元以上的菜（多數都是肉類），把1250cc可樂當白開水喝，罐裝洋芋片（大罐的可以放網球那種）當零食吃，每次都要把一罐吃到完才會停止。因此，下定決心開始減重後，首先就從飲食減量下手。第一階段就是把白飯減為一碗半，菜限定只能挾80元以下的分量，飲料改喝健怡可樂，洋芋片由大罐改成中罐。結果約二個禮拜就瘦了第一個5公斤，這讓筆者興奮不已，更激勵繼續減肥的信心。

(2)飲食調整小秘訣

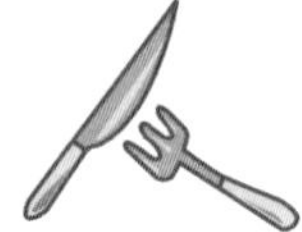

A. 忍耐10分鐘再吃

在節食中如果突然想進食，忍耐著等10分鐘後再吃，通常飢餓感會減少很多。

B. 維持少量多餐的原則

如果和家人或朋友共進餐點，最好是將個人要吃那一分吃完後就不要再吃了。或是先吃熱量比較低的食物，讓熱量低的食物先帶來飽足感，隨後吃進身體裡熱量高食物的量就會比較少；另外，飯前或進食中多喝水、吃飯時吃慢一點、用稍微小一點的盤子，讓食物將整個餐盤填滿，這些措施都可以在心理上滿足自己的食慾。

C. 不要將盤子裡的食物全部吃掉

留下一點點當作是磨練意志力，不過不需要完全不吃你非常想吃的食物，即使那個食物是高熱量的，只要注意攝取的量不要太多即可。

D. 不要在肚子餓的時候到便利商店去買東西

這點很重要，否則常常會買到許多高熱量的食品；買東西時，更要事先計畫，絕對不多買，尤其是非計畫內的食物，千萬不可以買，否則就會破功。

E. 生氣時絕對不要去買任何食物

如果真的受不了零食的誘惑，那只好盡量選用低卡零食，量也不要太多。

F. 吃東西要定時定量

尤其不要邊看電視邊吃東西，不然絕對會吃下去超過量的食物。

G. 早點睡

如果熬夜會導致想吃宵夜以至於攝取過量的熱量，那就早點睡吧！

3.注意事項

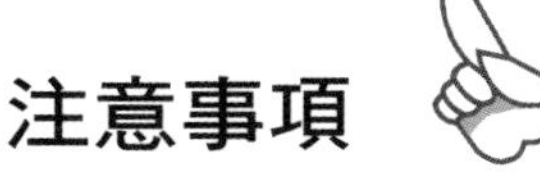

在減重的過程中，難免會遇到各式的筵席或是朋友的聚會，這時難免又是一陣的掙扎，因為如果去的話，則可能會

破壞原訂的節食計劃，如果不去參加又錯過和老友相處的機會，而容易產生被孤立的感覺。

如果決定參加，則最好在筵席前喝下大量的水，或是使用一些高纖食物先填一下肚子。在餐會進行時多和朋友聊天，不要喝太多的食物或甜品，如此可以降低食物的攝取。另外，即使吃了很多也不要有罪惡感，因為太多的罪惡感會讓人放棄節食。換個角度想——只要把該餐會當作是「減重工作」時的「特休」就好了。

相反地，如果決定不參加，那麼也不要自怨自艾，必須將之想成是減重中所必須經過的「考驗」，在這段期間可以找一些自己有興趣的活動，轉移注意力，不要再去想筵席和任何相關的事。

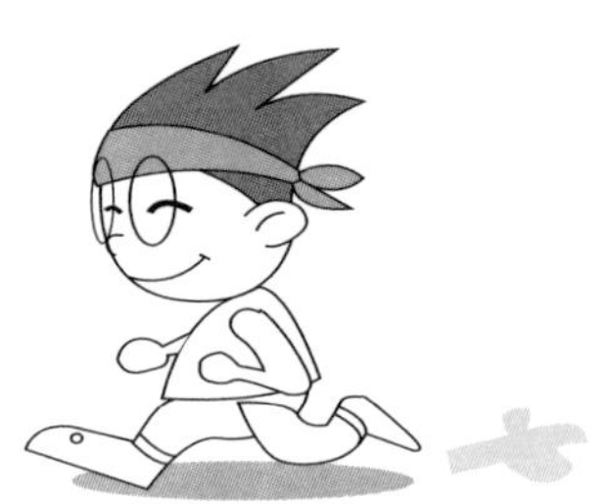

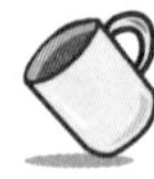
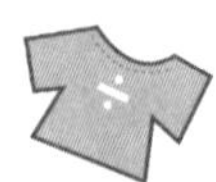
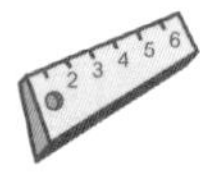
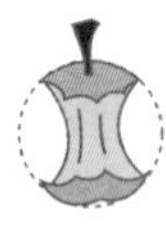
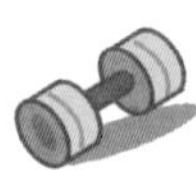

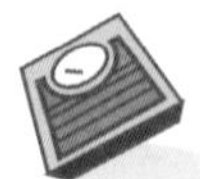

ChⅡ 下降6～10公斤

6-10kg

1. 真正困難的開始——對抗停滯期

（1）何謂停滯期

在減重一段時間後即使持續做減重，但體重仍然沒有下降。

A.停滯期產生的原因

a.新陳代謝降低：

減重時新陳代謝降低，主要的原因是瘦體組織的減少和體內荷爾蒙的改變，人體對熱量需求減少，因此儘管攝取的熱量降低，只要沒有低於新陳代謝降低後的熱量應攝取量，體重也不會下降。

（i）瘦體組織

如果單獨使用節食的方法下降10公斤，瘦體組織只下降大約2.五公斤；如果使用節食加上運動的方法下降10公斤，瘦體組織只下降1.2公斤。兩者相差1.3公斤，因此並不足以對體內的新陳代謝率造成差別。另外，瘦體組織並不代表肌肉組織，也就是因為運動而造成的瘦體組織減少流失不意味肌肉組織減少流失。其中，減少降低的瘦體組織可能包含水分及肌肉的肝糖。也就是說減重後的瘦體組織和減重前的瘦體組織中的成分已經不同。

（ii）荷爾蒙的作用

因減重影響甲狀腺素的功能下降，造成代謝率降低，導致停滯期出現。

b.減重動作不確實

如果減重時恆心不夠，飲食控制不佳或是運動減少，則會造成停滯期提早出現。

c.不當使用藥物

有些藥物的使用也會導致停滯期過早出現，例如抗組織胺(流鼻水、過敏用藥)、某些降血壓藥……等。

B.停滯期的熱量需求

計算停滯期的熱量需求最主要目的在於以此為基準，詢問專業減重人員後，再決定是否繼續減少攝取熱量持續減重，還是暫時維持不復胖情抗即可。

計算停滯期的熱量需求

能量消耗＝調整後的體重×30-200（如果體重減輕10％）

能量消耗＝調整後的體重×30-300（如果體重減輕20％）

調整後的體重＝理想體重＋(真實體重－理想體重)× 0.25

（2）停滯期的評估

當遇到停滯期時，第一件事就是確定是否是真正遇到停滯期。

有些朋友量體重的次數過於頻繁，對減重來說不見得恰當。減重一段時間後，體重的下降會不如開始減重時那麼快速，這時如果量體重過於頻繁，可能會認為自己遇到停滯期，打亂了減重的步驟，因此體重約半個月量一次就可以了，如果真的遇到停滯期再採用對抗停滯期的方式去作，免得因為體重沒有明顯下降而喪失了想要減重的決心。

（3）如何避免停滯期出現

A.採用低卡均衡飲食

如果油脂攝取太低有可能會使新陳代謝率降低，相同地，澱粉攝取太低也有類似的結果。因此，在降低熱量攝取的同時，唯有維持均衡飲食才能延緩停滯期的出現。

B.補充鐵劑

有研究指出，減重患者的鐵質攝取和代謝率的下降成反比，因此適當補充鐵劑可略為阻止代謝率的下降，延緩停滯期出現。

C.儘快停止前面所提干擾減重的藥物

這個部份最好和減重專業人員討論後再決定如何進行。

（4）停滯期的治療

持續之前的減重計畫，看一看體重會不會繼續上升，如果減重計畫執行的很好，但是體重下降停頓或是不降反升，則要考慮是否有疾病造成的問題，而不是單純的停滯期。

如果體重維持平穩，則可能是因為在這段減重時身體的能量是負平衡的，因此形成代謝率降低，導致身體反應過度。所以，在維持體重的過程中，必須等代謝率慢慢恢復，維持平穩的狀態，這時候才可以進行下一步減重計畫，對身體才是有益的。

利用上述的公式算出停滯期所需熱量，並且和目前進食的熱量相比較。如果攝取的熱量高於計算的熱量，則降低熱量的攝取。相反地，如果攝取的熱量低於計算的熱量，就進行下一步驟。

考慮運動量，如果可以的話將運動量提升到每天多消耗400仟卡(約是每天快跑40分鐘到1小時)。

如果之前有使用藥物，經過專業減重醫師評估和同意後，則可考慮增加劑量或是增加藥物，下表可做參考。

之前的藥物	增加劑量	增加其他藥物
諾美婷10mg	可	可
諾美婷15mg	不可	可
羅氏纖120mg	不可	可
麻黃素+咖啡因	不可	可

※藥劑量應由醫師決定，不建議患者自行調整

2.我的經驗——繼續飲食控制

第一個5公斤減下後，我馬上面臨了第一個停滯期。

體重再也沒有下降，不得不再就飲食減量，此時飯量改成一碗飯，洋芋片由中罐改成小包。原先將二碗白飯改為一

碗半時，飢餓感較不強烈，現在將一碗半改成一碗時，飢餓感慢慢地產生，此時我儘量將注意力轉移到工作等需要花費較多心思去考量的事物上，讓身體慢慢習慣減重這件事，不至於想東想西、患得患失，影響減重計畫。

大部分的人肥胖的原因就像筆者一樣，在於無法抵抗食物的「致命」吸引力，受食物「引誘」時渾然不覺，直到深陷其中而無法自拔。

以修行作比喻，「減重」也可說是一種修行內化的過程。剛開始時，減重決心強烈，可輕易克服飢餓感，經過一段時間後，減重的決心也隨著減重的成績而日漸鬆懈，身體原始的力量開始反撲，強烈的飢餓感也隨之而來，此時如果只憑藉著意志力想要對抗飢餓感，可能成效不彰。

因此轉移注意力，也許是個不錯的方法。

一個壓力愈大愈吃不下東西的人，適當地增加工作量或超時工作就是一個移轉注意力不錯的方法。相反地，一個壓力愈大時愈想吃東西的人，就要把將注意力轉移至其他地方，如逛街、看電視、聊天……等等。

不管以何種方式轉移注意力，此時要注意的是身邊不要放任何食物，也不要接近任何有食物的地方，如家裡的冰箱不要放馬上可以吃的東西、不要買零食、下班後不要逛麵包店、超市，更不要去飯店、餐廳、吃到飽餐廳等可以輕易買下或吃下很多東西的場所；畢竟飢餓時人的意志力是脆弱的，飢餓時應該分散注意力，而不是考驗自己的意志力。

另一種克服吃東西慾望的方法，就是身上不要放太多錢，要不然都改放銅板也可以。有錢會使減重的人作怪(買東西)，找錢買東西的時間，會使人恢復一點理智。真的餓的受不了的時候，可以利用蒟蒻、口香糖或無糖的健怡可樂來增加飽足感；另外，趕快睡覺也是一個不錯的方式。同時，減重時，儘量不要熬夜，因為人在半夜時，會有一股強烈的飢餓感，讓人無法抗拒，這種飢餓感會輕易擊垮一個意志堅強的人。

筆者的經驗是，餓了就喝健怡可樂，用它的氣泡產生飽漲感。晚上則是在飢餓感產生前先睡覺，以免肚子太餓而睡不著，反而吃了過量的食物，此一時期為持續減重是否成功的關鍵。尤其必須避免是，為了體重控制而影響身體代謝，一定要找出最適合自己的方法來度過此一時期。因為如果此時失敗，再度減重會更難成功，而只要此時成功，日後減重就會比較容易成功，也比較不會復胖。

3.注意事項

遇到停滯期時請做以下動作——計算從開始減重到遇到停滯期一共瘦了幾公斤，再做以下的動作。

(1) 檢視飲食

看一下停滯期出現之後，自己所吃的食物和剛開始減重時有沒有差別，增加或減少了多少？如果可以的話儘量記錄吃進去的所有食物，不管你認為重要或是不重要。

尤其是剛開始減重時，可能對自己的要求很高，做的減重行動可能遠比減重的基本標準來的高；但是一段時間後，容易逐漸怠惰，導致減重的行動會逐漸放鬆。因此，檢視飲食是面對停滯期最重要的。

(2) 檢視運動

看一下自己所做的運動和剛開始減重時有沒有差別，增加或是減少了多少？

(3) 檢視藥物

如果是使用藥物減重，看看過去幾天有沒有遵照醫囑吃藥，還是自己擅自停藥。如果服用避孕藥物、抗組織胺(流鼻水的藥物)、某些降血壓藥物、含類固醇的藥物等，都會阻止減重的進行或是減少減重的效果，必須要注意。

如果有飲食增加、運動減少、用藥不確實等情形的其中一項，請恢復到原來的情況，如果自行評估認為沒有其中任何一項，則需要尋求專業的協助。

Ch Ⅲ

下降11～20公斤

11-20kg

1.漸入佳境——輕舟已過萬重山

度過第一個停滯期之後，體重又會開始往下降，但是這時因為身體體重穩定器的作用，所以不會像減重初期下降得那麼快。不過，這時飲食控制會比停滯期來得容易，也比較不會有強烈的吃東西的慾望。這時最好再搭配自己所喜歡的運動，提高新陳代謝，就可以看到更明顯的效果。

2.我的經驗——請出減重糾察隊

此時仍然必需進行飲食控制，多數的朋友、同事都知道筆者正在減重，所以生活中有不少糾察隊，當我忍不住想多吃一點時，「糾察隊員」就會盡責地提出警告，外出吃飯時，也會配合我多點些青菜或熱量較低的食物，以平衡我的飲食。

家人、朋友、同事或許會在肥胖時嘲笑我們，但在減重時，他們可能是，也或許是，許多人忽略的減重動力，要減重時別忘了請他們多多幫忙，相信也會得到意想不到的動力。

減第3個5公斤的時候，因為減重已略有小成，除了飲食控制外，筆者也有膽量開始利用「親友團」的力量及運動這2個小技巧，幫助自己減重。此時，筆者大肆昭告親友「我在減重」，這時就可看出大家對自己的好。媽媽煮飯時，會配合筆者的減重計畫多做一些少油、低脂的食物；在外吃飯時，朋友、同事也會監督筆者的飲食，平日的「酒肉朋友」也會陪筆者吃低熱量的食物，順便跟著一起減重。在飢餓時給筆者鼓勵，陪著聊天，轉移想吃東西的注意力，這樣等於是多了許多「減重糾察隊」，助力不小；更因所有人都知道筆者要減重，若是失敗自己面子上也掛不住，無形中也是增加自己自制力的行動力。

筆者在第3個5公斤就面臨到非常嚴重的停滯期，飲食控制已經到了極限，此時，所面臨到的就是怎麼做才能再減少熱量、提高代謝、克服停滯期。此時筆者採用的是以代餐代替正常食物，並以藥物控制食慾與熱量吸收。

運動則是讓自己有活力，鬆弛的肌膚也因運動而能更緊實。外觀上有了成就感之後，這種良性循環讓自己更有動力繼續進行下一階段的減重了。為了抵抗隨時會出現的停滯期，筆者也嘗試了平日最不感興趣的運動，來提高身體的代謝，進一步用運動來抵抗想吃東西的慾望。

據私下的觀察，胖的人，或者說很胖的人很少會運動。況且因為筆者住的地方並沒有健身房，所以一開始只能採取最、最簡便的仰臥起坐。最好記得要找一個人壓住自己的腳（這就是爲什麼家人朋友很重要的原因了），從一次一下，到一次二下，就這樣每天多一下，現在我最高記錄可以一次作150下仰臥起坐，腰圍在此時間也少了好幾吋。

3.注意事項

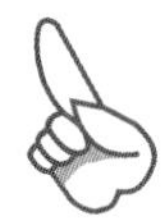

這段期間，要特別注意停滯期及復胖的問題。因為媒體大肆報導短期速成的減重案例，會讓大家誤以為人人都可以短期速成；事實上，根據統計資料，真正短期速成的案例少之又少，短期速瘦後不復胖的人更是鳳毛麟角。

減重的人若能認清「停滯是常態，復胖更不是變態」的這個事實，對減重就能更有信心，這種信心不是別人如此，那我這樣也沒有關係的「比爛」心態，而是認清這(停滯期)是一種必經過程，也是一種常見的問題(復胖)。要思索的是如何克服，並尋求周圍的助力，昂首邁步向下一個減重的階段。

ChⅣ 下降20公斤以上

-20kg

1.新陳代謝趨緩——震盪整理，再出發

在這個階段，飲食控制已經漸漸習慣了，但是因為新陳代謝作用趨緩，若在此時不想辦法增加新陳代謝的作用，第二個停滯期很快就會出現，減重的困難度會倍數的增加。

2.我的經驗——避免第二個停滯期

當減至第5個5公斤時，筆者發現飲食控制已到極限，出現了持續很久的停滯期。

為了調低熱量，突破停滯期，我中午以自行調配的代餐取代午餐。同時，根據自己的狀況利用藥物抑制食慾。當然要說明的是，因為筆者本身就是新陳代謝科醫師，對於減重藥物的知識本來就是屬於個人的專業知識範圍，因此才有辦法根據個人狀況，適當地搭配藥物，進行減重。如果是一般讀者，要利用藥物減肥，請千萬要經過和醫師詳細而專業的討論後，才能決定能不能夠、何時、多少地經由藥物減肥。

也許讀者要問，既然筆者試過那麼多的藥物，那有沒有什麼任何人吃了一定瘦的「仙丹」？答案當然是沒有，否則現代人根本不會為減重所苦，一顆藥丸不就解決所有的問題了。所以，任何有關的廣告都不要輕易相信，只有毅力和正確的減重知識才是唯二的仙丹。

不過，在減重的過程中，筆者確實發現某些藥物，在某些狀況下的作用是能夠產生不錯的效用，才會使用某些藥物作為減重輔助工具。但是，因為每個人肥胖的原因，服藥的時程不同，在此筆者不便詳述藥名，要強調的是，飲食控制是減重的根本，藥物只是輔助的利器，而且要適時、適人服用才會發揮最大的效果，請讀者一定要有這樣的認知。

醫師的小叮嚀

使用減肥藥所應注意事項

各種不同的減肥藥各有不同的機轉或是作用的原理，例如：抑制食慾、抑制食物中油脂的吸收、增加熱量的消耗等。

因此許多人可能會想如果將這些藥物合併使用，是不是效果更好？更快達到減重的目標呢？

事實上並非如此。從國外的研究報告顯示，將食慾抑制劑和抑制脂肪吸收的藥物合併使用，並沒有比單一藥品的效果更好。

在合併藥品使用時，如果沒有經過適當的評估，不但得不到合併的效果，還可能會得到合併的副作用。尤其有些藥品副作用甚爲相近，不當的合併將會使副作用加成。

舉例來說，若是減重的患者，本身也是屬於甲狀腺功能低下患者，適當補充甲狀腺素，則可讓患者得到滿意的減重效果，而幾乎沒有伴隨而來的手抖、心悸、失眠、心律不整等明顯的副作用。

所以，「一樣米養百種人」，既然有百種人，當然每個人的體質及肥胖的原因也不同。正確的減重方法，應依每人體質的差異，撰擇不同的減重方法。每個人的體質和生活情況不同，適合別人的減重方法不一定適合自己，所以醫界至今還沒有一套減重辦法可以一體均霑，適用於每一個人身上，請大家務必瞭解這一點。

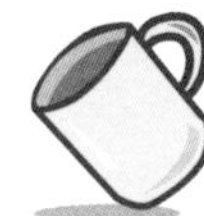

代餐調配小撇步

以下是我自行研發出來的代餐調製原則，可因應個人的需要，調配出最適合每一個人的代餐。下述配方只是我個人使用的配方，並不是希望大家都採用同一套模式，僅提供大家在配置時的一項參考。

(1) 甜口味

A.營養成分

成分	分量
熱量	200仟卡
蛋白質	15克
膳食纖維	20~30克
澱粉	少量，可改善口感
油脂	少量，可改善口感
維生素和礦物質	適量
甜味提供	代糖※

※可在醫療器材行或是連鎖超市買到

B.調配法

【配方一】

成分1：亞培安素。可提供較佳口感、均衡的營養維生素礦物質等。

成分2：高蛋白奶粉，補體素或是三多高蛋白15克(增加蛋白質的含量，阻止瘦體組織流失。並且由於高蛋白奶粉含有不少鈣質，所以也是不錯的鈣質補充的來源。)

成分3：膳食纖維：20~30克(三多膳食纖維)。增加飽足感、阻止便秘，口感和一杯香濃的牛奶相近，但是比牛奶的成分更符合減重餐的要求。

【配方二】

成分1：大燕麥片20克。提供接近固體食物的口感及少數營養。

成分2：高蛋白奶粉，補體素或是三多高蛋白15克。增加蛋白質的含量，阻止瘦體組織流失。並且由於高蛋白奶粉含有高鈣質所以也是不錯的鈣質補充的來源。

成分3：膳食纖維，20~30克(三多膳食纖維)。可增加飽足感、阻止便秘，口感和稀的燕麥粥相近，但是比單純燕麥粥的成分更符合減重餐的要求。

(2) 鹹口味

A.營養成分

成分	分量
熱量	200仟卡
蛋白質	15克
膳食纖維	20~30克
澱粉	少量，可改善口感
油脂	少量，可改善口感
維生素和礦物質	適量
鹹味及甘味提供	雞精粉或海鮮粉

B.調製法

【配方一】

成分1：鹹口味高蛋白奶粉，補體素或是三多高蛋白15克，可增加蛋白質的含量，阻止瘦體組織流失，又可補充鈣質。

成分2：膳食纖維：20~30克(三多膳食纖維)，增加飽足感、阻止便秘。

成分3：脫水蔬菜或燙青菜適量，提供固體食物的口感。

成分4：雞精粉或海鮮粉

本配方口感和蔬菜濃湯相近，但是比一般蔬菜濃湯的成分更符合減重餐的要求。

【配方二】

成分除了加入一包速食杯湯以改善口感外，其他成分都和「配方一」相同。不過，口感卻相當不同。

（3）調配時應注意

A.如果不喜歡喝牛奶的人可以用豆奶粉取代

但是豆奶粉中的鈣質比奶粉低很多。一般而言，喝牛奶會腹瀉的患者，可以嘗試高蛋白奶粉，高蛋白奶粉較不會引發腹瀉。

B.每一項成分比重都可依照個人情況加以調整

例如，容易因為纖維的比重太高而導致脹氣，就可以降低纖維的分量；如果在其他餐中已經食用較多量的蛋白質，則可降低蛋白質的量。

3.注意事項

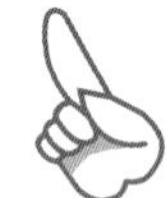

如果經過醫師專業的判斷，認為需要使用藥物，輔助減重，則可依據患者的臨床狀況給予適當的減重藥物治療肥胖。如上所述，在節食的過程中，嚴重的飢餓感或是挫折感，往往使人停止減重，導致減重失敗。

目前有些藥物可以降低飢餓感，或是不需要非常嚴格的節食仍然可以達到減重的效果。現在衛生署核准的藥物中，可輔助節食作用的藥物，最常見的是reductil(諾美婷)。因此在節食的過程中，加入諾美婷可以降低飢餓感，亦?不會產生強烈的飽足感。但是，在使用此藥物時，需要同時進行節食計畫。如果只是單純使用，儘管仍有減重的效果，但若未同時減少熱量攝取，效果可能不如預期。

假設患者對於美食的需求很大，不願意降低飲食的攝取，則抑制油脂吸收的xenical（羅氏纖）對患者會有幫助。但如果患者油脂吃的不多，則抑制油脂吸收對減重的效果則較為有限，這時增加能量消耗也許是較佳的選擇。

雖然上述藥物，在網路及藥局或許都可以輕輕鬆購得，但是站在醫師的立場，並不贊成讀者自行購藥服用，除有可能有偽藥或成分不明的顧慮外，因為絕大部分的減肥藥都是處方藥，在使用前需要專業醫師依患者體質評估藥物優缺點、劑量與副作用等，任意服用很可能造成嚴重後果。

有些藥物，如麻黃素、咖啡因(藥用)或是PPA等，雖被使用於減重，但因為不是這些藥物原始療效，只是利用其副作用來減重，爭議性較大，不良作用也可能比較多。使用這些藥物前一定要經過醫師的評估，並遵照醫師處方執行，千萬不要自行購買服用，以免發生遺憾。

還有一個觀念要提供給讀者朋友們，那就是目前醫學上還沒有不需要改變飲食，適用於各種肥胖類型，而有明顯減重效果「仙丹」型的藥物。雖然市面上有各種合法上市的藥物，但目前而言，仍需依各種不同體質加以調配，沒有一體適用的情形。

事實上，藥物的使用需要許多的評估，包括安全性和適用性。對某甲有效的藥物不見的對某乙也有效；相同地，安全性也是如此，對某甲沒有副作用不見得對某乙沒有。因

此，再次叮嚀藥物的使用需要醫師專業評估減重者的情況後，給予適當的治療

醫師的小叮嚀

需要找專業醫師減重的時機

a.因其他疾病或其治療藥物造成的肥胖

b.因遺傳因素而產生的肥胖

c.身體質量指數超過27

d.身體質量指數超過24並且有因爲肥胖而引起的併發症

e.自行減重的效果不佳

f.曾經因爲自行減重不當而受到傷害

g.因爲減重而花費大量金錢卻無效果

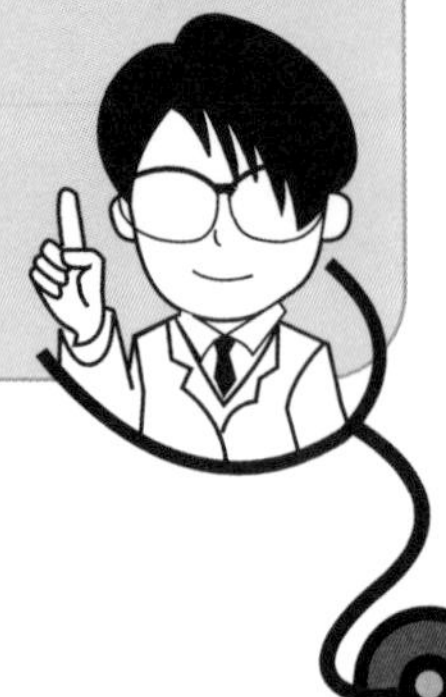

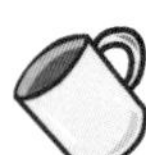
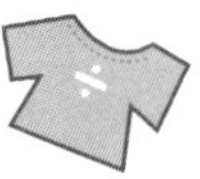
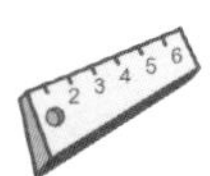

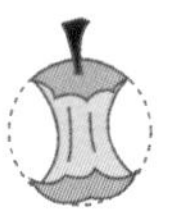
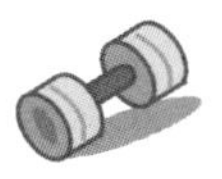
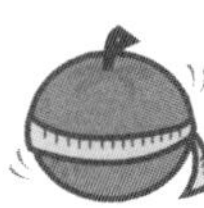
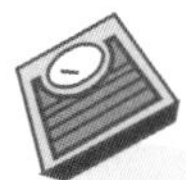

特別篇

減重35公斤以上特效方

梁醫師私房減重秘笈——

需要像筆者一樣減到40~50公斤的讀者朋友應該不算太多了吧！以下提供筆者在減掉第7至第10個5公斤時候的一些小訣竅：

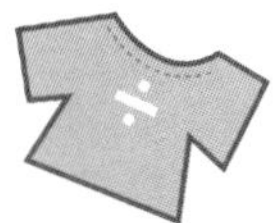

◎第7、8個5公斤——衣著移轉注意力進階法

在減第7個5公斤時，再度產生了停滯期。

雖然我很羨慕坊間廣告所言的快速減重的成績，但筆者畢竟是凡人，不是運動健將，沒有每天運動數小時的體能；也不是苦行僧，沒有堅壁清野的意志力（所以筆者常戲稱自己的減重法為「輕鬆減重法」），但筆者引以自豪的是，減重的過程沒有抽脂也沒有復胖，更不需犧牲自己的健康。

在減去了那麼多公斤後，筆者的外型也有了改變，從根本無法買到衣服變成可以買到最大號的成衣。於是自己試著將對美食的注意力移轉到對衣著的注意力，逛百貨公司花在男裝部的時間多於美食街的時間，嗯，這感覺真好！

告訴大家一個小竅門，這時期在身邊放一個鏡子（最好是全身鏡），然後去買一套自己喜歡但小兩號的西裝（之前是小一號），有空的時候就在鏡子照一照，然後再試著把西裝穿起來，測試差距多少，穿不下也沒有關係，藉此鼓勵自己。如此一來，這種方法可以使減重中的人慢慢將注意力轉移至自己的身體，有了成就感就有了繼續減重的動力，也較能安然渡過停滯期。

◎第9、10個5公斤——健身房運動

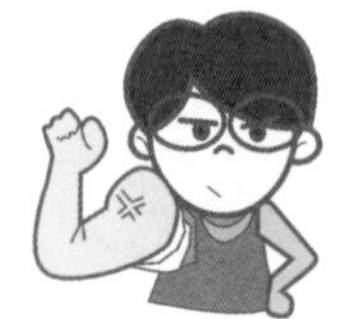

到第9、第10個5公斤時，因支撐體表的脂肪已減少許多，手臂、肚子及大腿反倒變得非常鬆垮，除了會再度遇到停滯期，必須繼續做更嚴格的飲食控制、藥物輔助外，另外就得開始採取定時、定量運動的方法。

筆者選擇到健身房去運動，有幾個原因。一方面是因為自己不擅長戶外運動，二方面是健身房裡的健身儀器，對於鬆垮的皮膚有不錯的改善效果；三方面是看到體態健美的健身教練也會興起效尤的念頭，更能增加減重的動力。

運動如同飲食控制，一次大量的運動效果永遠沒有順序漸進、慢慢地增加時間及運動量來的好和長久。但仍必需再次強調，在這個階段除了運動外，更要做好飲食控制，尤其是要想辦法避免運動後的飢餓感，免得越運動，反而越多吃越多。

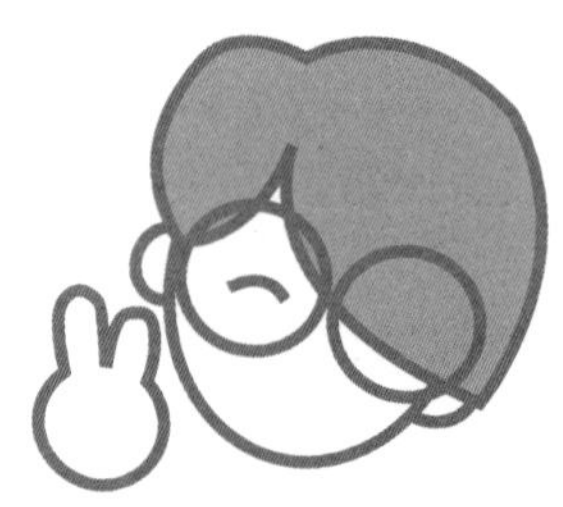

Part III

如何不復胖?

童話故事裡，灰姑娘的馬車、隨從及美麗的衣服，將隨著午夜十二點的鐘聲響起而回復原狀；在現實生活中，復胖也是令所有減重者恐懼萬分的午夜鐘聲，當那鐘聲響起，所有美麗的努力將化爲曇花一現而不復存在。可是減重跟仙女的魔法還是不同的，減重畢竟是實實在在地體重下降，脂肪變少，難道降低的體重，減少的脂肪會魔法般地再回到身體？究竟減重與復胖有著怎樣奇妙的關聯？究竟如何使減重的成果能繼續維持而不再復胖呢？下面一一告訴您。

關於復胖的研究報告

根據1997年瑞典的研究報告指出，脂肪細胞體積過大的婦女比脂肪細胞數目多的婦女更能維持維持體重不復胖。所以，減肥碰到瓶頸的人不要灰心，要繼續努力讓脂肪細胞變小、變少，自然會愈來愈瘦。

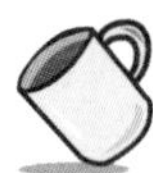
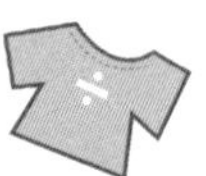
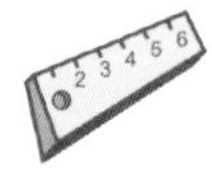

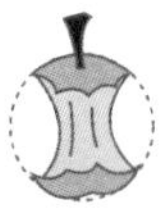
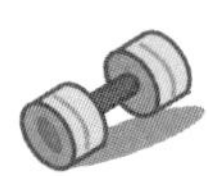
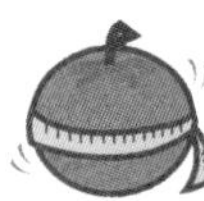
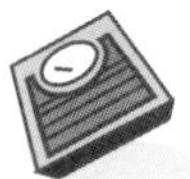

Ch I

減重者的噩夢

1. 復胖的定義

講到復胖，一般人認為減重後體重下降再上升就稱為復胖。然而在醫學，雖然對復胖的定義，略有分歧的意見，但多數的專家都認為：減重者減掉的體重若未能維持一年，在一年內上升5公斤或回復原來的體重，就稱為復胖。

那究竟是什麼原因造成復胖呢？

(1) 身體的因素

「基因」是絕大部分的人在出生的時候就已經決定了，這也是減重不容易或減了以後容易復胖的原因之一。

因為我們無法改變自己的基因，也就是說，當我們利用節食或運動將體重在短時間減少後，身體裡的「體重穩定器」又會自動地將體重再調回原來設定的範圍內；大家知道這個概念後一定覺得很失望，難道沒有辦法阻止復胖嗎？

前面已經說過，「體重穩定器」會受到基因和環境的影響，要改變穩定器的設定並非不可能，只不過不是一朝一夕就可以達成的。所以一般而言，快速減重較一般減重更容易失敗而復胖，因為快速減重是短期內改變體重，但未能改變身體「體重穩定器」的設定，所以快速減重雖然短時間效果卓著，但就長期的觀點而言，失敗的機會其實是比較大的。

一般人在使用低卡飲食的時候，基礎代謝率會下降，一旦解除飲食控制就容易大吃大喝而回到原來的體重。也就是說，在體重低於體重穩定器的設定的時候，如果禁食一段時間，則在解除禁食的時候會大吃大喝；相反地，體重高於體重穩定器的設定的時候則沒有這些現象。

既然有「體重穩定器」，為什麼人們還會發胖？胖子或是瘦子沒有穩定器嗎？答案是否定的。體重過重或是過瘦可能是穩定器的設定已經改變了，或是先天上的設定就是體重偏高或是偏低。就像每一個人都有體溫穩定器一樣，一般的時候體溫都正常，一旦生病、發燒通常是體溫穩定器的設定提高了。

在瞭解了復胖與「體重穩定器」的概念後，再來解釋「體重穩定器」調節體重的過程，及如何去改變「體重穩定器」對身體體重的設定，就比較容易幫助大家讓體重維持在減重者想要的範圍內了。

有關於「體重穩定器」調節體重的機制，可以用一個例子來說明，曾經減重過的朋友應會發現，就是減重的過程中，反而會容易想要吃東西。大家可能會認為，那是因為減重時吃的比較少，所以肚子特別容易餓，才會產生飢餓的感覺，但其實主要還是「體重穩定器」對身體作用造成的結果。

其實，減重者會有特別容易餓的感覺，另一個重要的原因，是因為減重後身體中的「瘦素(leptin)」減少、「葛瑞林

(ghrelin)」增加。「瘦素」會降低食慾、增加能量的消耗。及增加身體對胰島素的敏感度，葛瑞林則是相反的效果。瘦素減少後，會使人想要吃高熱量的食物、產生強烈的飢餓感，並且減少能量的消耗。換句話說，在減重過程中，因瘦素的減少和葛瑞林(ghrelin)增加，會引起減重者強烈的飢餓感，促使減重者增加熱量攝取。

由以上「體重穩定器」在對抗調節體重的反應來看，這也是造成許多減重者失敗或是半途而廢的主要原因。而且肥胖的人減重後會比從來沒有胖過的人(即使在同一體重下)，消耗更少的熱量；也就是說即使減重到正常體重仍然具有容易發胖或是復胖的體質，減重者要維持減重後的身材必須比一般人攝取更少的飲食或是更多的運動。

對許多減重者而言，減重並不困難，困難的是對抗「體重穩定器」對短期體重減少的反制，及長期使身體穩定器適應並將體重調整至減重後的體重。那麼「身體體重穩定器」究竟需要多久的時間，才能順利將體重調節在減重者減重後的體重呢？國外研究發現，減重的動作及成果如果能持續維持2~5年，那麼復胖的機會就會下降50%，也表示「身體體重穩定器」已經接受減重後的體重。

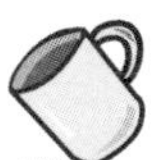
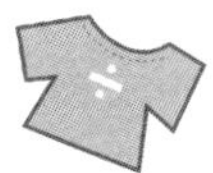
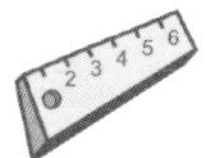
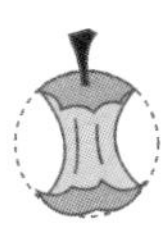
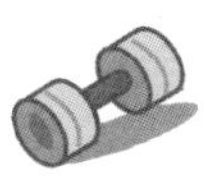

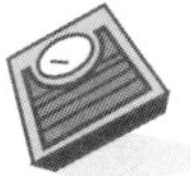

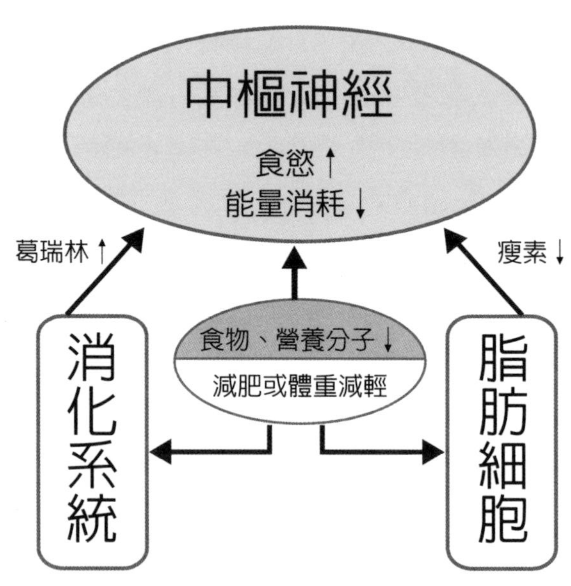

圖說：身體體重穩定器作用簡圖

體重下降時消化系統會增加分泌葛瑞林；而脂肪細胞則減少分泌瘦素，因而促進食慾。

「身體體重穩定器」：降低新陳代謝

除了增加能量的攝取之外，「身體體重穩定器」也會改變人體的新陳代謝來穩定體重。許多減重過的人都知道，在減重時和減重後會特別怕冷，主要的原因是身體因為減重而降低新陳代謝，經由腦部的調控去減少脂肪細胞產生熱能。人體的發電廠甲狀腺素表現的功能也比尚未減重時為低；再加上瘦體組織的流失，身體能量的消耗也跟著降低，身體自動減少能量的消耗，藉以提高體重。

(2) 心理的因素

許多人總有一個觀念，認為減重是一件可以一勞永逸的事。若問到減重成功後第一件事要做什麼，想必有許多人的答案是大吃大喝、好好休息來慰勞自己長期的辛苦。國外的研究也發現同樣的結果，那就是復胖的人普遍存在的共同的現象，就是增加脂肪攝取、減少運動、減少對飲食的限制，及吃大餐等。

如前面提過的「水槽理論」所言，人會肥胖就是因為身體攝取的熱量超過消耗，這個原理不會因為一個人成功減重而有所改變，所以即使減重成功的人，也必須要好好地控制熱量攝取及消耗。簡單的來說，就是好好地保養身材，否則仍會有復胖的可能。更何況會肥胖的人，本身本來就容易具有發胖或是復胖的體質，要維持減重後的身材必須比一般人攝取更少的飲食或是做更多的運動，以維持足夠的熱能消耗。

(3) 環境的因素

目前的社會環境，高能量的飲食充斥，如炸排骨、薯條、洋芋片、汽水可樂……等不勝枚舉的各式各樣食物，都能夠輕易取得，再加上精美包裝的誘惑，使人想不吃都難。而目前的外賣飲食從一般的便當到西式麵包熱量都非常高。為了美味，油脂、糖等幾乎完全不限制，一個小小的便當通常就含800仟卡的熱量，一個麵包熱量可能超過400仟卡。而所謂的吃到飽餐廳，則無限制提供各項高熱量食物，這些都是減重者的剋星。

因此，各種的飲食誘惑都在引誘減重者放棄節食。而且隨著科技的進步，在日常生活中需要消耗能量越來越少；電視、電影，網路，都可以使人坐在同一個地方一整天不動。都市的高度發展，則縮減了運動空間，想要運動的人，常常只能到健身房去做運動。

所以，我們可以說正身處於一個高熱量的社會，讓人攝取愈來愈多的熱量，動的也愈來愈少。心理和生理上，都逐漸變成一個不折不扣的肥胖者，焉可不防？

2. 復胖對身體的影響

(1) 體重出現「溜溜球效應」

增加體脂肪率及心血管疾病的機會。有些減重者在減重一段時間之後，可能因為減重方法不當、缺乏毅力或是要求太高，而放棄減重。經過一段時間之後，又因為覺得需要減重又興起了減重的念頭和行動，然後又因為種種的原因而放棄，如此不斷的循環，體重則像溜溜球一樣上上下下，種現象，稱之為「溜溜球效應」。

這種溜溜球效應，對身體的影響，則是在於突然結束減重的活動，吸收的能量遠超過消耗的能量，這時脂肪會優先堆積，所以只是回到減重前的體重，體脂肪率反而比變得比未減重前更高。部分研究更指出，體重上上下下會增加罹患心血管疾病的機會，所以復胖對身體是有不好的影響。

(2) 造成挫敗感

增加將來減重的困難度。復胖對減重的心理層面影響，則會讓減重者對減重失望，產生憂鬱、情緒低落等心理問題，有些人甚至會變相大吃大喝來自我放逐，有些人可能會因此認為減重無望而放棄減重，這會造成下次減重時的心理障礙，增加減重的困難度。因此，希望大家減重時都必須三思而行，有計畫、有方法、有毅力地施行下去，才會有好結果。換句話說，沒辦法堅持下去，還不如維持原狀對健康和心理比較好。

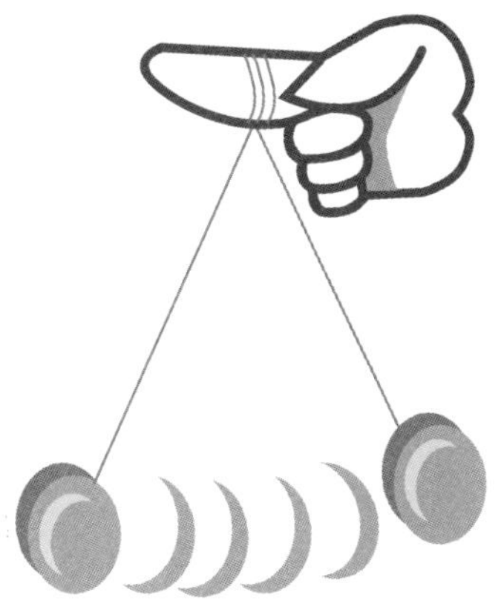

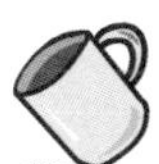 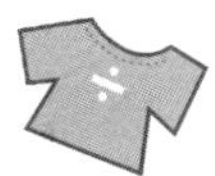 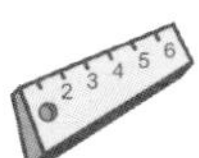 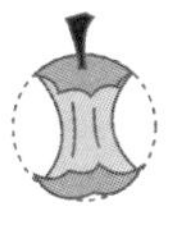 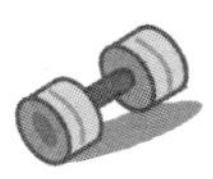  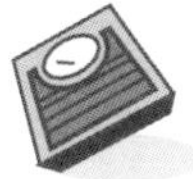

Ch II

防止復胖的方法

基本上復胖的預防方法和之前的減重方法息息相關。

如果之前的減重方法是追求速成的方法，那麼復胖的可能性就比較大，面對的壓力也會比較大，應該注意自己心態的調適。相反的，如果之前的減重方法，能依照前面所提到的，由飲食、運動、生活習慣的調整，輔以適當藥物的治療，預防復胖並不困難，只要將之前的方法略為修改即可。但是預防復胖和減重的方法的確有所不同，適當的調整才能事半功倍。

既然復胖對減重的人身體及心理都有不良的影響，那麼要怎麼樣預防或阻止復胖呢，以下的方法可以供讀者參考。

1. 建立正確觀念，對抗「身體體重穩定器」

減重的方法和維持減重後體重的方法是不同的，如果沒有正確的認知往往事倍功半。

減重無法一蹴可及，需要長期的努力，在減重前就要有長期作戰的心理準備，即使體重減輕，如前所述，仍要努力控制體重，持續減重的時間要夠長久，使「身體體重穩定器」將身體穩定體重調整到減輕後的體重，才能使復胖的機會降低。

筆者因為有這樣的認知，所以減重的速度不是非常的快速，以每個月3~4公斤的速度前進，減重的時間拉長，自然而然的和身體預設的體重對抗。

持續減重除了可以對抗身體「體重穩定器」之外，更可以將減重自然而然變成生活的一部分。如用餐時就算不刻意去計算熱量也不會吃太多，日常生活中也能保持減重時的心態，也因此不覺得是受苦。同時，隨著體重的減輕和增加社交生活，保持人與人的互動，可以促進自我的成就感，而因體重減輕、體能增加、提升減重者的活力，自然就能夠改善生活品質，也因而消彌了一部分因減重而犧牲的生活品質。

體重減得越多越不容易復胖，但體重要減得多需要的時間也越長，相互之間就成為一個長久的良性循環，對健康的好處遠遠大於壞處。另外，也要深刻瞭解到，任何的減重方式，都還是會有復胖的機會，並不是減重成功後就能一勞永逸，只有將減重觀念貫徹到一舉一動中，才能讓復胖的機率壓到最低，維持健康而美麗的身型。

2. 飲食的調整，不可放棄

許多減重者在減重減到心目中理想體重時，就覺得一切的努力都值得了，美食、華服都已經可以「隨心所欲」了。但是實際上，減重成功的人和一個從來不胖的人還是有所差別的。

曾經有人將減重成功的人和一個從來不胖的人加以比較後發現，如果要讓一個減重成功的人再次發胖，每天只需要

1300仟卡的熱量；相反的，如果要讓一個從來不胖的人發胖，每天則需要2700仟卡的熱量，兩者相差將近一倍！

因此減重成功或是達到理想體重之後，並不代表可以就此脫離減重生活，而是另一個階段的開始。在飲食的調整上，雖然不需要像減重時嚴格，但是仍然要適當的控制。

以下就體重維持時期能量的攝取部分和食物的選擇部分加以分項說明。

(1) 能量的攝取

減重的過程中，攝取的熱量要低於日常生活所需要的熱量，才能把之前囤積的脂肪消耗掉；但是達到自己想要的體重後，所攝取的熱量應等於日常生活所需要的熱量，但因為減重造成基礎代謝率及運動代謝率的減少，這時日常生活所需要的熱量和一般的公式計算的結果會有差距，而需要使用儀器測量基礎或休息代謝率。

讀者可使用下列公式計算出概略的數值：

能量消耗 ＝ 調整後的體重 × 30 －200 (如果體重減輕10%)

能量消耗 ＝ 調整後的體重 × 30 －300 (如果體重減輕20%)

調整後的體重 ＝ 理想體重＋(真實體重－理想體重) **× 0.25**(請參閱附表)

不復胖者的重要指標平均值	
體重減輕	30.1公斤
減重持續時間	5.7年
脂肪攝取	低於總熱量的25%
運動量	每天至少要消耗400仟卡

得到適當的能量估計之後，就可以根據計算的結果得出日常生活的飲食的熱量。

如果根據一般的能量計算公式則會比上述公式的計算結果超出甚多，也就是說許多減重者在減重成功後以一般的公式的計算結果來估計熱量，在不知不覺中吃了過多的熱量，而造成體重的上升。

如果對於減重時的食物覺得可以接受或是已經習慣了則可以持續下去，分量可以增加一點。但如果減重時有使用代餐則可以逐步將代餐改成一般的餐飲，但是不要一下子將代餐完全停掉，這樣復胖的機會會很高。將代餐作轉換時，要注意取代的飲食熱量不可以超出原來的代餐的熱量太多；在實際的做法上，一開始可以代餐和一般餐飲交替使用，在這段期間同時調整正餐的分量，以免多得太離譜，造成體重失去控制般上升。

(2) 食物的選擇

在減重的過程中，必須根據不同情形擬定不同的減重戰略，也就是需要不同的節食方法，達至不同的減重效果，如斷食、高油脂低澱粉、低油脂高澱粉法等。其中，高油脂低澱粉的食物不易維持長期減重的效果；相對地，低油脂飲食比較能保持「戰果」。

另外，在食物的選擇上要多選高纖食物，因為根據國外的研究顯示，在減重後的體重維持期，食用高食物纖維的不復胖效果，比使用安慰劑者有更好的效果。高油脂的食物具有很高的能量密度；也就是說，吃了一點點就已經吃了很高的熱量，在體重維持時可能因為心防鬆懈而多吃了一些，今天多吃一點、明天多吃一點，又會進入惡性循環。因此，選擇低油脂食物有其必要性。

相反的，高纖食物則創造了一個低能量密度的環境，即使食用量很多，攝取的熱量也不高。同時，高纖食物還可以降低膽固醇，對健康有益。因此，在體重的維持期，可以補充綠色蔬菜、燕麥片、果膠等高纖食物。

醫師的小叮嚀

體重維持期食物的限制

可以比減重時略爲寬鬆，但還是不能超過總熱量。

在食物的選擇上，除了前面提到的原則之外，就是不要選擇能量密度太高的食物，例如洋芋片、薯條等。如果常常選用這些食物，即使是使用復胖率最低的手術減重法的人也容易復胖。

3. 運動的輔助

(1) 運動的分量

至少要維持在減重過程中的分量，甚至可以適度增加。因為飲食熱量的增加將優先堆積脂肪，利用運動的方式能夠阻止脂肪的堆積。每天80分鐘中強度或是35分鐘高強度的運動，能明顯的降低復胖的機會。如果無法做到，則至少每天做1個小時的運動，是維持減重後體重不上升的重要方法之一。值得一提的是，每個星期運動3次，每次30分鐘，雖可維持健康，但是並不容易維持體重不復胖，這點讀者要注意。

(2) 運動的方法

提供兩種方式做參考。一是有氧運動，可以加強心肺功能；二是重量訓練，能夠增加肌肉量，對於減重有長期的效果。這兩種運動方式，就健康和體重的觀點而言，讀者應視實際需要，依據個人的情況調整兩者的比例，絕對對不復胖有實質助益。

4. 改變生活型態

減重的過程中，生活型態的改變也是減重能否成功的關鍵之一。

減重者若讓減重自然而然的成為生活中的一部分，減重就不再是苦差事。減重後若能有比較健康的生活型態，加上適當的運動，也是保持減重成果的不二法門。

在目前的社會中，是一個「高熱量」充斥的環境，從炸排骨、薯條、到洋芋片，無一不是高熱量食物。如果只是將減重當作是一個過程，而不是從心理建設上去認知減重是一種生活方式，那麼很快的當減重的熱情消散，飲食恢復成所謂高油脂、高熱量的「平常飲食」，那復胖的噩夢亦會隨之而來，如影隨形，無從擺脫。

也就是說，如果減重者沒有徹底覺悟，減重是一場沒有休止的戰爭，戰場隨時隨地存在，「戰爭意識」一減弱，「肥胖侵略者」會馬上「復活」，重啟戰端，導致所有的戰果功虧一簣，甚至更為嚴重，讓人鬥志喪失，所以不可不忌。

5. 尋求社會支持

尋求家人、朋友的支持往往會有意想不到的效果。

在維持體重的過程中，等於有很多雙眼睛一起盯著你減重，比較可以持續下去。同時，也可以多參加一些減重社團，和其他學員交換彼此的心得，分享減重經驗，再面對問題時自然會產生更多的動力。

如果是全家都肥胖的話，則最好能全家一起減重，相互監督、相互提攜，絕對有助於減重。如果週邊的人都不需減重，則可以找一些知心好友尋求他們的支持與助力。

6. 培養多元的興趣

分析顯示，許多肥胖者的興趣都集中於少數幾項，尤其偏向於靜態方面，如在電腦或是電視面前一坐就是一下午，熱量消耗偏低，肥胖的機率自然偏高；更有甚者，坐著的同時又吃了不少的零食，體重不增加也很難。

因此，更建議減重者應該培養多元的興趣，可動可靜。動者，讓減重者有更多的活動，消耗更多的熱量，而忽略減重造成的不適；靜者，利用動態活動帶來的舒展感覺，調適減重而來的壓力和苦悶，同時，既使無聊時飲食也不會是唯一的選擇，有助於體重的維持。

這樣，利用培養多元的興趣的結果，更能夠幫助身心的健康，對事物的看法和態度其實會更開闊，或許反而帶來許多減重以外的收穫呢！像筆者，就因此找到了生命中的伴侶。只要堅持下去，相信你也會有意外而驚喜的生命體驗，加油！

7. 常和你的醫師聯絡

如果你的減重是由醫師指導的，那麼常和你的醫師聯絡，這等於有一個專業的監督者來修正偏差的方向。國外的研究指出，這樣做可以有效降低復胖的機會。

再者，不論站在哪個角度，筆者都非常贊成與減重專業人員合作。經過減重醫師等專業人員的專業評估和規劃，詳細檢討每一個細節，計畫每一個步驟，才能找出最適合個人的減重方案，並且避免和預防復胖的出現。

如此一來，不僅減重效果可期，安全更有保障，更比自己胡亂瞎摸似的病急亂投醫好太多了。

8. 體重維持期，每天量體重

減重的過程中不要時常量體重的原因，是因為若體重減輕的速度不如預期，則容易打擊減重的決心。相反地，在體重維持期，就需要常常量體重。一旦體重略有回升，就必須要馬上採取行動，否則之前的努力將付之於流水。

9. 適當地使用藥物

雖說減重者也可以靠本身毅力節食和運動，不一定要靠藥物才能減重或不復胖。不過根據一直以來的研究，使用藥物減重的人，在停用藥物後，雖然也會有復胖的機會，但比未使用藥物的人而言，復胖率較為降低，所以適當的使用減重藥物也是減少復胖的方法之一。用藥物阻止復胖可分為兩個層次：

(1) 第一個層次

使用藥物減重，在達到減重的目標後停止使用藥物；一般而言，使用目前衛生署核准的減重藥物，則復胖的速度較慢。

(2) 第二個層次

在達到減重的目標後，開始或是持續使用藥物，可以維持體重或是減低復胖的速度。達到減重的目標後，持續使用藥物不宜超過兩年。

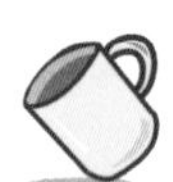
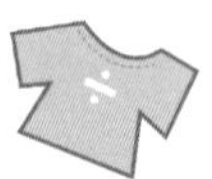
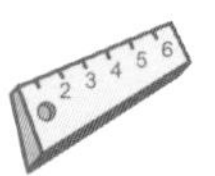
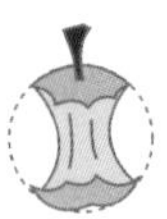
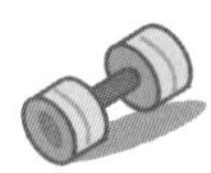
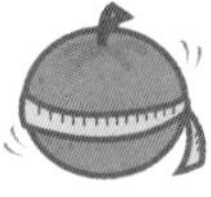
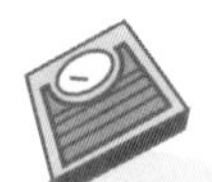

結語

終結肥胖噩夢

隨著科技的進步，各種減重藥物的上市，讓減重更有成功的希望。適當的使用藥物，可以讓減重者輕鬆地面對減重過程中的難以忍受的飢餓感，或有效地消耗熱量，或抑制熱量的吸收。

現在經衛生署核准的減重藥物都可以有效的降低體重，但要注意，藥品並非萬靈丹，需視每個人不同的體質、身體基本狀況等、肥胖的特性、肥胖的狀況來調整服用。換言之，必須在醫師的監督處方下服用，才能對症下藥，以免未產生效果反而有害健康。

持續的和醫師交流並監督減重成效，同樣是維持減重成果的重要方法。減重如此辛苦，而減重的成果又很容易失去，目前有沒有無痛苦減重的減重藥？

根據筆者的瞭解，目前有些最新研發的新藥，係針對前述「身體體重穩定器」機制加以作用。所以，也許在不久的未來，減重者只需服用一顆藥丸，就可以隨心所欲地控制體重，至於是否能研發成功，我們拭目以待。但在那種藥物上市前，減重後控制體重不復胖，維持永恆的美麗，需要的絕對不是仙女的魔法棒，而是減重者的毅力與努力，輔之以減重醫師的專業知識，才是百試百靈的仙丹。

筆者在這裡和大家一起加油，終結肥胖，和我一起瘦！

附錄 I

如何自我計算飲食熱量

方法一 個別分析法

利用本書附錄2或其他書籍、網路上的食物熱量資料，將單品的熱量加總計算而得，此種計算方法優點是可以得到相當精確的數據，缺點則是十分地耗時。

方法二 類比法

利用便利商店的架上的食物(如便當)標示的食物熱量表，做為減重者食用該類產品的參考。例如一個便當約600~900仟卡，一碗米飯約300仟卡，一分炸魚約400仟卡，一個水餃40仟卡，雖然食物分量及製作方法不盡相同，但是同類食物的熱量相差不多，在手中無熱量表的情況下，參考便利商店同類食品的熱量標示，是一個不錯的方法。

方法三 概略估計法

在某些情況下，難以估計正確的熱量時，如筵席或野餐時，可以根據飽足感以約等於吃進1個便當或是2個便當的感覺，或以挾取的盤次來估計。這個方法完全依賴主觀認定，往往會不知不覺中多攝取了許多熱量，是沒有辦法時的辦法。

在估計食物的熱量後，還要注意不可以忽略某些如前

菜、飯前酒、飯後點心、水果等食物，這些平日看來熱量少的小東西，往往也會在不知不覺中，把正餐刻意節食的熱量補齊，而使得飲食控制功虧一簣。

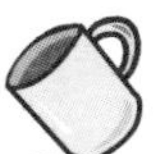
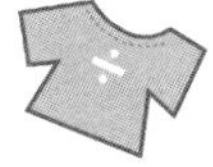
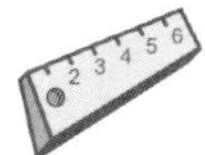

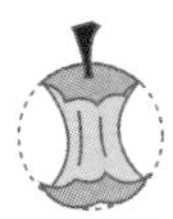
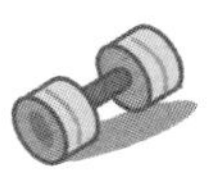

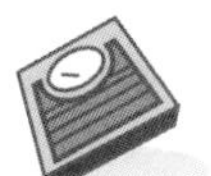

附錄Ⅱ

常見食物營養成分

符號說明：

「－」表示未測定；「Tr」表示屬於微量或小數點進位值結果等於零；「0」則表示測定值低於儀器之偵測極限，或測定後資料經計算分析值為零或負值；「φ」表示未直接測定，是經計算後結果接近零或負值。

資料來源：行政院衛生署

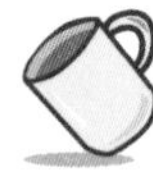
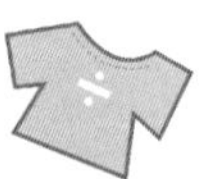
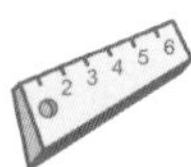

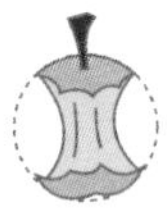
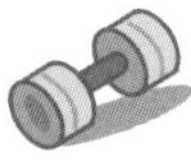
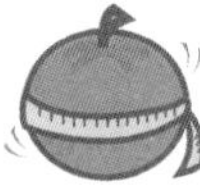
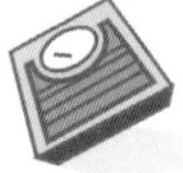

1．常見食用油

食物名稱	動物性奶油	花生油	葵花油	沙拉油	植物性奶油	橄欖油	葡萄籽油	豬油
熱量 kcal	679	883	883	883	674	884	883	888
膽固醇(mg)	197	0	0	0	–	0	–	102
脂肪(g)	718	99.9	99.9	99.9	76.2	100	99.9	99.4
維生素A(mg)	524.0	4.7	0.0	0.0	135.4	8.8	0	73.0
維生素E(mg)	1.49	12.69	32.21	12.57	6.43	8.51	3.2	0.40
鈉(mg)	564	–	–	–	883	–	–	–
鉀(mg)	27	–	–	–	11	–	–	–
鈣(mg)	23	–	–	–	3	–	–	–
鐵(mg)	0.1	–	–	–	0.5	–	–	–
飽和脂肪酸(%)	39.34	22.68	11.83	15.68	72.97	16.25	10.8	39.34
單元不飽和脂肪酸(%)	24.39	40.61	23.28	22.73	35.64	16.25	18.54	44.50
多元不飽和脂肪酸(%)	2.63	36.69	64.89	61.59	7.89	10.90	70.69	16.17

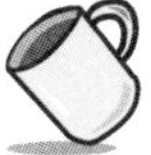
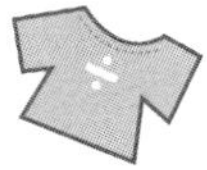
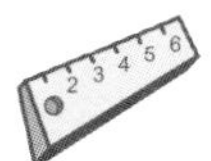

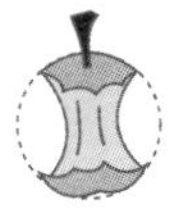
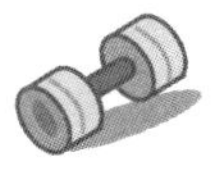

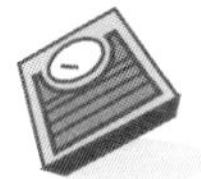

2．一般食物

食物名稱	中筋麵粉	麥片	拉麵	麵腸	白土司麵包	全麥土司	玉米粒罐頭
熱量 kcal	359	406	302	136	299	290	97
蛋白質(g)	12.1	11.0	9.3	20.6	9.4	10.4	2.3
脂肪(g)	1.4	7.5	0.8	1.9	7.5	6.4	2.1
醣類(g)	72.8	74.3	62.8	9.7	49.0	48.1	17.2
膳食纖維(g)	0.8	2.1	0.8	0.6	2.2	3.2	2.2
維生素A(mg)	0.0	839.0	0.0	0.0	13.5	1.0	1.4
維生素E(mg)	0.29	8.62	0.05	0.51	0.49	0.95	–
維生素B1(mg)	0.12	1.42	0.04	0.06	0.12	0.27	0.01
維生素B2(mg)	0.12	4.15	0.02	0.03	0.1	0.13	0.05
維生素B6(mg)	0.05	2.09	0.03	0.02	0.06	0.11	0.05
維生素B12(mg)	–	1.7	–	–	0.47	0.21	–
維生素C(mg)	0.0	50.9	0.0	1.0	5.6	0.0	2.9
鈉(mg)	1	313	354	47	470	376	249
鉀(mg)	147	773	75	33	108	182	170
鈣(mg)	6	468	8	6	26	20	6
鐵(mg)	1.1	11.1	0.3	2.0	1.1	1.2	0.5

爆米花玉米	穀類早餐	壽司米	糙米	黑糯米	米苔目	米漿	傳統年糕	即食燕麥片	薏仁	甘薯
371	385	351	354	353	118	61	240	405	373	124
10.9	6.5	7.0	7.4	9.3	0.6	0.6	2.3	9.8	13.9	1.0
3.9	1.0	0.6	2.8	3.3	0.1	0.5	0.4	9.9	7.2	0.3
71.7	88.3	77.4	73.1	70.1	28.8	13.7	57.2	70.1	62.7	28.6
10.3	1.3	0.5	2.4	2.8	0.1	0.7	0.5	8.9	1.4	2.4
1.5	642.7	0.0	0.0	0.0	0.0	1.0	0.0	0.0	0.0	1520
0.50	12.99	0.08	0.65	0.61	1.11	0.09	0.01	0.26	0.29	-
0.52	1.05	0.06	0.38	0.34	0.01	φ	0.01	0.18	0.39	0.07
0.06	1.26	0.02	0.06	0.1	0.01	0	0.01	0.07	0.09	0.03
1.06	2.3	0.02	0.17	0.19	0.01	0.03	0.02	0.13	0.06	0.04
-	3.11	-	-	-	-	0.06	-	-	-	-
0.0	101.5	-	-	-	-	0.0	10.3	1.0	-	13.0
1	723	2	3	5	8	2	15	2	1	44
258	103	76	273	295	6	13	21	346	291	290
6	5	5	13	12	10	4	6	15	8	34
2.8	12.4	0.2	0.6	0.5	0.1	0.1	0.2	3.7	2.7	0.5

食物名稱	番薯粉	西谷米	豆薯	芋頭	馬鈴薯	蒟蒻	米果	菠蘿麵包
熱量 kcal	354	356	36	128	81	20	486	386
蛋白質(g)	0.1	0.1	0.8	2.5	2.7	0.1	4.6	9.2
脂肪(g)	0.2	0.0	0.1	1.1	0.3	0.1	20.2	17.2
醣類(g)	88.8	89.6	7.8	26.4	16.5	4.6	72.4	49.3
膳食纖維(g)	0.3	0.5	1.2	2.3	1.5	4.4	0.3	0.9
維生素A(mg)	0.0	0.0	0.0	6.7	0.0	0.0	0.0	70.0
維生素E(mg)	0.00	0.04	–	–	–	0.01	2.26	0.67
維生素B1(mg)	Tr	0.01	0.03	0.03	0.07	0	0.01	0.08
維生素B2(mg)	0	0	0.01	0.02	0.03	φ	0.03	0.28
維生素B6(mg)	0	Tr	0.01	0.08	0.06	φ	0.02	0.05
維生素B12(mg)	–	–	–	–	–	–	–	–
維生素C(mg)	0.0	10.1	10.0	8.8	25.0	0.9	2.0	–
鈉(mg)	7	18	5	5	5	1	470	204
鉀(mg)	17	19	80	500	300	12	125	197
鈣(mg)	62	5	12	28	3	91	34	97
鐵(mg)	0.2	0.7	0.3	0.9	0.5	0.6	0.5	0.7

白芝麻	黑芝麻	杏仁果	杏仁粉	花生	花生醬	核桃粒	糖炒栗子	無花果	開心果	愛玉子
591	545	664	396	553	633	685	208	361	653	407
18.9	18.1	20.2	3.5	28.6	24.0	15.3	4.2	3.6	21.0	12.2
53.3	47.2	57.5	5.2	43.2	51.0	71.6	0.8	4.3	55.2	12.5
19.7	21.6	17.6	84.7	22.6	20.8	8.2	46.3	77.8	19.2	63.7
9.2	7.1	9.3	0.7	7	6.6	5.5	5.7	13.3	7	51.6
0.0	0.0	0.5	0.5	0.7	0.0	5.6	7.0	1.1	19.5	3.6
2.67	2.08	11.72	0.13	2.57	13.63	2.25	0.66	1.68	2.13	6.92
1.05	0.84	0.07	0.03	0.55	0.09	0.47	0.23	0.13	0.56	0.12
0.16	0.25	1.12	0.18	0.08	0.08	0.11	0.14	0.07	0.13	0.12
0.47	0.56	0.52	0	1.19	1.11	0.35	0.6	0.94	1.64	2.82
–	–	–	–	–	–	–	–	–	–	–
1.2	1.2	0.9	0.0	0.0	2.1	1.0	25.9	5.2	0.0	0.0
53	4	212	93	661	411	10	2	10	431	6
449	527	454	64	546	634	434	534	898	979	729
81	1456	258	83	92	7	74	30	363	104	714
8.4	24.5	3.8	0.8	29.5	2.4	2.8	1.1	4.5	3.7	8.2

食物名稱	腰果	菱角	蓮子	葵花子	柑橘	柳丁	葡萄柚	蘋果
熱量 kcal	568	75	321	560	40	43	33	50
蛋白質(g)	19.9	1.9	23.8	26.8	0.5	0.8	0.7	0.1
脂肪(g)	46.0	0.3	1.0	39.3	0.2	0.2	0.3	0.1
醣類(g)	28.0	16.1	56.6	25.8	10.2	10.6	7.8	13.4
膳食纖維(g)	3	1.9	8.3	23	1.7	2.3	1.2	1.6
維生素A(mg)	0.5	0.0	0.0	0.0	66.7	0.0	46.7	3.8
維生素E(mg)	0.57	–	0.10	25.65	–	–	–	–
維生素B_1(mg)	0.71	0.13	0.01	0.92	0.09	0.06	0.05	0
維生素B_2(mg)	0.13	0.03	0.02	0.22	0.1	0.04	0.01	0
維生素B_6(mg)	0.44	0.07	0.18	1.26	0.01	0.02	0.01	0.01
維生素B_{12}(mg)	–	–	–	–	–	–	–	–
維生素C(mg)	0.0	12.0	0.0	1.2	31.0	38.0	38.0	2.1
鈉(mg)	14	21	589	637	4	10	7	4
鉀(mg)	631	250	437	536	55	120	60	100
鈣(mg)	38	19	166	45	24	32	21	3
鐵(mg)	6.3	5.9	1.7	8.6	0.2	0.2	0.1	0.1

土芒果	愛文芒果	葡萄	水梨	西瓜	哈密瓜	李子	水蜜桃	櫻桃	山竹	土芭樂
55	40	57	40	25	31	57	43	71	71	39
0.6	0.2	0.7	0.4	0.6	0.7	0.5	0.8	0.9	0.5	0.7
0.5	0.3	0.2	0.3	0.1	0.2	0.1	0.2	0.4	0.3	0.1
13.6	10.2	14.7	10.1	6.0	7.6	15.0	10.7	18.0	18.7	10.0
0.8	0.8	0.6	1.6	0.3	0.8	1.0	1.5	1.5	1.5	5
57.1	355.0	0.0	0.0	126.7	118.3	33.3	73.3	1.2	11.7	15.5
–	–	–	–	–	–	–	–	–	–	–
0.04	0.02	0.04	0.01	0.02	0.03	0.01	0	0.01	0.02	0.03
0.05	0.04	0	0.01	0.01	0.01	0.01	0.04	0.05	0.06	0.01
0.07	0.07	0.02	0	0.04	0.03	0.01	0.02	0.03	–	0.03
–	–	–	–	–	–	–	–	–	–	–
26.0	21.0	4.0	5.0	8.0	20.0	3.0	4.0	12.0	4.0	80.7
4	4	7	12	13	23	7	10	4	6	5
80	90	120	110	100	200	120	100	220	60	150
8	5	4	3	4	14	5	4	15	12	4
0.3	0.1	0.2	0.2	0.3	0.2	0.2	0.2	0.3	0.2	0.1

食物名稱	木瓜	百香果	荔枝	泰國芭樂	蓮霧	楊桃	釋迦	奇異果
熱量 kcal	52	66	59	38	34	35	104	53
蛋白質(g)	0.8	2.2	1.0	0.8	0.5	0.8	2.2	1.2
脂肪(g)	0.1	2.4	0.3	0.1	0.2	0.2	0.1	0.3
醣類(g)	13.4	10.7	14.8	9.7	8.6	8.6	26.6	12.8
膳食纖維(g)	1.7	5.3	1.3	3	1	1.1	2.7	2.4
維生素A(mg)	40.7	161.7	0.0	15.0	0.0	1.3	0.0	16.7
維生素E(mg)	–	–	–	–	–	–	–	–
維生素B1(mg)	0.03	0	0.01	0.03	0.01	0.03	0.02	0
維生素B2(mg)	0.41	0.1	0.06	0.01	0.02	0.02	0.14	0.01
維生素B6(mg)	0	–	0.03	0.03	0.01	0.01	0.05	0.03
維生素B12(mg)	–	–	–	–	–	–	–	–
維生素C(mg)	74.0	32.0	51.0	81.0	17.0	26.0	99.0	87.0
鈉(mg)	4	2	6	5	7	11	7	6
鉀(mg)	220	200	180	150	70	100	390	290
鈣(mg)	18	5	11	4	4	2	18	26
鐵(mg)	0.2	0.7	0.4	0.1	0.1	0.2	0.3	0.3

香蕉	草莓	鳳梨	胡蘿蔔	蘿蔔	苜蓿芽	韭菜	洋蔥	青蔥	小白菜	九層塔
91	39	46	38	21	21	27	41	28	13	28
1.3	1.1	0.9	1.1	0.8	3.7	2.0	1.0	1.5	1.0	3.0
0.2	0.2	0.2	0.5	0.2	0.3	0.6	0.4	0.3	0.3	0.5
23.7	9.2	11.6	7.8	4.5	2.3	4.3	9.0	5.5	2.1	4.1
1.6	1.8	1.4	2.6	1.3	2	2.4	1.6	2.6	1.8	3.4
2.3	3.3	5.1	9980	0.0	6.7	387.5	0.0	107.1	236.7	1264
-	-	-	-	-	-	-	-	-	-	-
0.03	0.01	0.06	0.89	0.73	0.44	0.53	0.46	1.04	0.59	1.04
0.02	0.06	0.02	0.03	0.01	0.08	0.03	0.03	0.05	0.02	0.06
0.29	0.03	0.07	0.02	0.03	0.06	0.02	0.02	0.02	0.03	-
-	-	-	-	-	-	-	-	-	-	-
10.0	66.0	9.0	4.0	18.0	4.0	12.0	5.0	15.0	40.0	11.0
4	18	1	79	23	35	4	0	5	40	2
290	180	40	290	200	300	360	150	160	240	320
5	14	18	30	27	35	56	25	81	106	177
0.3	0.5	0.2	0.4	0.2	1.0	1.3	0.3	1.4	1.4	3.9

食物名稱	山東白菜	高麗菜	甘薯葉	芹菜	空心菜	青江菜	山藥	莧菜
熱量 kcal	15	23	30	17	24	16	73	18
蛋白質(g)	1.6	1.2	3.3	0.9	1.4	1.7	1.9	2.2
脂肪(g)	0.4	0.3	0.6	0.3	0.4	0.3	2.2	0.6
醣類(g)	2.0	4.4	4.1	3.1	4.3	2.2	12.8	1.9
膳食纖維(g)	1.3	1.3	3.1	1.6	2.1	2.1	1	2.2
維生素A(mg)	18.3	5.7	1269	71.7	378.3	198.3	0	638.3
維生素E(mg)	–	–	–	–	–	–	–	–
維生素B1(mg)	0.73	0.41	0.51	0.55	0.84	0.6	0.03	0.51
維生素B2(mg)	0	0.02	0.03	0	0.01	0.01	0.02	0.03
維生素B6(mg)	0.03	0.07	0.04	0.01	0.03	0.02	–	0.01
維生素B12(mg)	–	–	–	–	–	–	–	–
維生素C(mg)	19.0	33.0	19.0	7.0	14.0	32.0	4.2	15.0
鈉(mg)	44	17	21	71	52	37	9	25
鉀(mg)	120	150	310	320	440	280	370	530
鈣(mg)	29	52	85	66	78	80	5	156
鐵(mg)	0.3	0.3	1.5	0.9	1.5	1.7	0.3	4.9

花椰菜	冬瓜	苦瓜	茄子	絲瓜	雪裡紅	番茄	海帶	紫菜	蘆筍	菠菜
23	13	18	25	17	20	26	16	229	27	22
2.0	0.5	0.8	1.3	1.0	1.5	0.9	0.7	27.1	2.3	2.1
0.1	0.2	0.2	0.4	0.2	0.2	0.2	0.2	Tr	0.2	0.5
4.2	2.6	3.7	4.7	3.4	3.8	5.5	3.3	40.5	4.9	3.0
2.2	1.1	1.9	2.3	0.6	1.9	1.2	3	14.5	1.9	2.4
1.2	0.0	2.3	3.3	0.0	338.3	84.2	37.5	42.3	81.7	638.3
-	-	-	-	-	-	-	-	3.66	-	-
0.73	0.44	0.61	1.32	0.28	0.29	0.7	0.40	4.52	0.89	0.77
0.03	0.01	0.03	0.07	0.01	0.02	0.02	-	0.42	0.16	0.05
0.08	0.01	0.06	0.02	0.05	0.02	0.06	-	0.5	0.06	0.01
-	-	-	-	-	-	-	-	-	-	-
73.0	25.0	19.0	6.0	6.0	29.0	21.0	-	0.0	16.0	9.0
17	5	11	4	0	19	9	606	2132	6	54
240	120	160	200	60	280	210	11	3054	220	460
28	6	24	18	10	64	10	87	183	11	77
0.4	0.2	0.3	0.4	0.2	0.9	0.3	0.2	90.4	0.6	2.1

食物名稱	油豆腐	傳統豆腐	五香豆乾	毛豆	豆漿	五花肉	豬腳	火腿
熱量 kcal	138	88	191	125	64	393	223	149
蛋白質(g)	12.7	8.5	19.3	14.0	2.7	14.5	21.7	16.7
脂肪(g)	9.1	3.4	9.7	3.1	1.6	36.7	14.4	3.9
醣類(g)	1.5	6.0	7.0	12.5	10.0	Φ	Φ	12.0
膳食纖維(g)	0.7	0.6	2.2	7.3	3	-	-	-
維生素A(mg)	0.0	0.0	0.0	17.5	0.0	33.0	15.0	4.8
維生素E(mg)	0.75	0.37	1.05	-	-	0.25	0.10	0.14
維生素B1(mg)	0.06	0.08	0.08	0.34	0.02	0.56	0.16	0.45
維生素B2(mg)	0.05	0.04	0.1	0.09	0.01	0.13	0.15	0.12
維生素B6(mg)	0.07	0.02	0.1	0.07	0.01	0.29	0.02	0.25
維生素B12(mg)	-	-	-	-	-	0.88	0.51	0.84
維生素C(mg)	2.9	0.0	0.0	16.0	0.0	0.8	1.0	45.0
鈉(mg)	1	2	445	0	42	36	113	1050
鉀(mg)	196	180	251	620	47	231	139	340
鈣(mg)	216	140	237	38	11	1	55	3
鐵(mg)	2.5	2.2	5.5	2.5	0.4	0.6	1.0	1.1

香腸	熱狗	雞胸肉	雞排	秋刀魚	吳郭魚	白帶魚	鯧魚	小魚乾	柴魚片	文蛤
350	285	121	170	314	106.5	101.7	132	335	372	68.91
17.1	13.4	23.8	16.9	18.8	20.1	19.6	16.8	69.8	76.5	11.4
26.1	22.6	2.1	10.8	25.9	2.3	2.0	6.7	4.4	6.2	0.7
12.2	7.5	Φ	Φ	Tr	Tr	Φ	0.2	–	2.6	4.3
–	–	–	–	–	–	–	–	–	–	–
8.0	24.0	7.0	29.0	13.0	1	23	14	8	33	19
0.02	0.30	0.09	0.24	0.54	0.4	0.3	0.38	0.1	1.78	0.1
0.47	0.16	0.08	0.09	–	0.01	0.02	0.01	0.07	0.05	Tr
0.19	0.1	0.08	0.17	0.08	0.08	0.07	0.14	0.15	0.89	0.7
0.07	0.02	0.36	0.08	–	0.38	0.23	0.07	0.03	0.26	0.04
0.91	0.51	0.32	0.95	2.09	2.09	1.33	1.9	54.2	35.31	74.7
–	51.0	1.6	3.0	0.1	4.25	0.50	0	–	0	1.60
974	671	94	80	55	37.3	54.0	315	1753	433	469
281	130	289	247	236	402	291	183	738	1022	132
2	23	1	7	11	7	5	8	2213	44	131
1.1	1.9	0.8	0.5	0.9	1	0	0.3	6.8	15.3	13

食物名稱	牡蠣	小卷	明蝦	海蜇皮	皮蛋	雞蛋	全脂鮮乳	低脂鮮乳
熱量 kcal	76.52	73.92	83	26	145	142	62	50
蛋白質(g)	10.7	16.01	19.3	4.4	12.3	12.1	3.2	3.0
脂肪(g)	1.6	0.4	0.2	Tr	9.6	9.9	3.6	1.9
醣類(g)	4.9	1.6	1.0	2.2	2.5	0.3	4.4	5.3
膳食纖維(g)	–	–	–	–	–	–	–	–
維生素A(mg)	19	15	0.0	0.0	66.0	204.0	45.0	19.0
維生素E(mg)	0.4	0.9	1.20	0.01	2.28	0.52	0.05	0.03
維生素B1(mg)	Tr	0.05	0.06	Tr	0.02	0.07	0.04	0.04
維生素B2(mg)	0.53	0.06	0.05	0.01	0.24	0.42	0.17	0.14
維生素B6(mg)	0.02	0.04	0.2	Tr	0.03	0.21	0.01	0.01
維生素B12(mg)	40	4.22	3.42	1.43	0.93	2.02	0.11	0.15
維生素C(mg)	1.10	0.00	2.2	9.8	0.0	0.0	0.0	0.0
鈉(mg)	362	249.0	196	8127	676	135	54	40
鉀(mg)	237	155	306	153	149	123	161	150
鈣(mg)	25	11	20	31	21	30	111	108
鐵(mg)	7	1	0.5	2.6	4.1	1.8	0.1	0.1

全脂奶粉	低脂奶粉	煉乳	養樂多	優酪乳
507	423	313	68	74
26.6	32.8	7.6	1.1	2.8
28.7	12.1	7.6	Tr	1.3
36.4	45.6	55.3	16.3	13.0
–	–	–	–	–
988.0	777.0	22.0	2.0	4.0
0.47	0.17	0.65	0.00	0.01
0.33	0.41	0.08	0.01	0.03
1.77	2.18	0.6	0.12	0.29
0.33	0.4	0.02	Tr	0.01
3.02	3.61	0.24	0.02	0.06
33.2	8.2	0.0	0.0	0.0
386	352	92	26	26
1196	1454	382	88	110
905	1261	264	29	63
0.3	0.4	0.1	0.1	0.1

附錄III

常見食物GI參考值

高GI飲食	GI值	中GI飲食	GI值
荔枝	79	果乾全穀片	56
黑麥麵包	77	蘿蔔	64
薯條	75	柳橙汁	57
玉米片(家樂氏)	77	米飯	59
葡萄糖	100	馬鈴薯	62
西瓜	72	汽水	68
南瓜	75	白麵包	70
泡芙	81	香蕉	60
玉米片	72	爆米花	55
維他麥	75	壽司	55
薄脆餅乾	78	鳳梨	66
腰豆糖	80	洋芋片	57
加州米	83	可樂	60
考洋芋	85	葡萄乾	64
		蜂蜜	58
		pizza	40~70
		甜瓜	65
		蔗糖	59
		冰淇淋	61

低GI飲食	GI值
米糠	30
胡蘿蔔	49
蘋果	36
燕麥粥	50
甜玉米	48
杏仁乾	43
義大利麵	43
葡萄	43
果糖	20
甜馬鈴薯	48
柳橙	43
速食麵	47
番薯	35
水蜜桃	30
巧克力	49
蠶豆	27
黃豆	18
木糖醇	10~12
蘋果汁	41
梨	36
扁豆	28
低脂優格	33
全脂奶	27

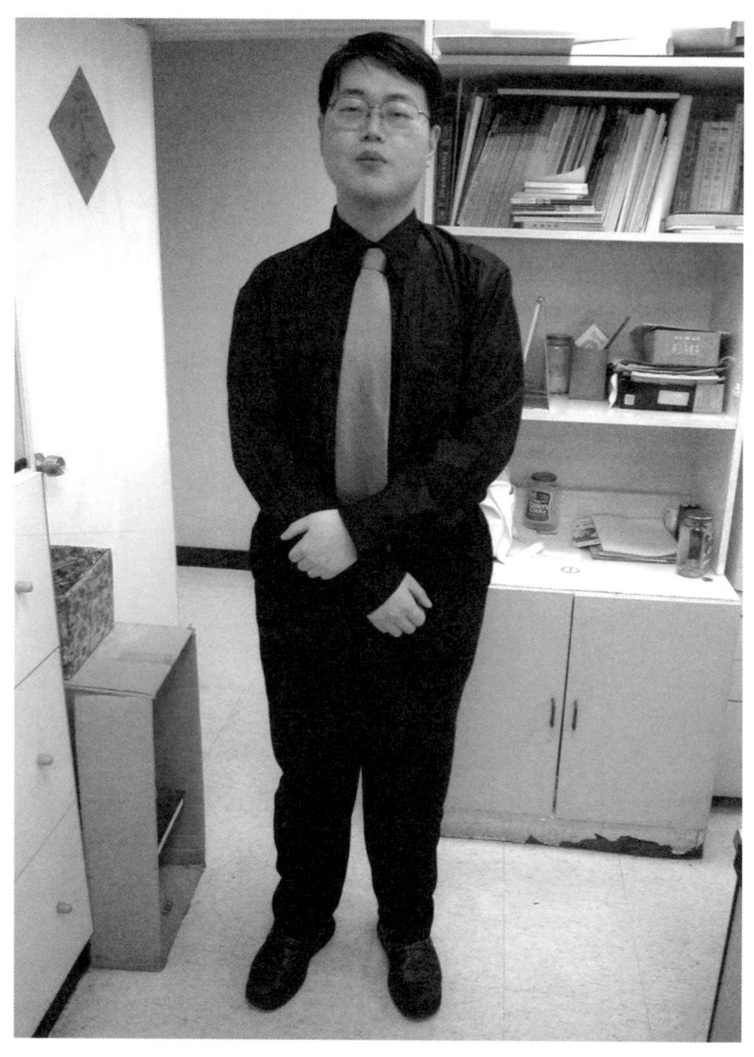

這張照片是減下來後在辦公室拍的，可以很明顯看出來和之前有很大的不同。雖然看起來好像有點怪怪，但是筆者已經很滿意了，更何況老婆也不嫌棄，還有什麼遺憾呢！

·文經家庭文庫·

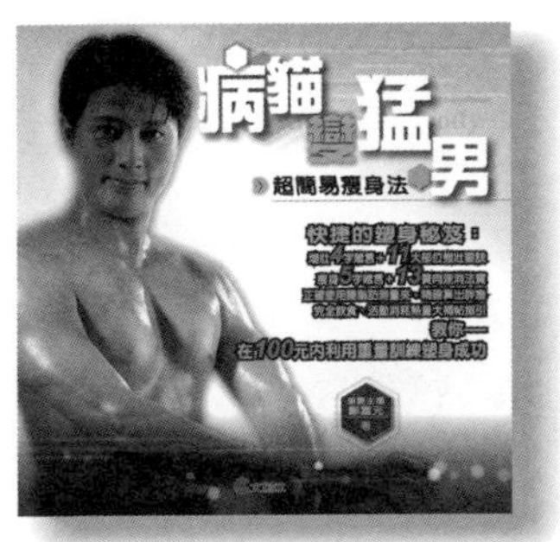

病貓變猛男

——超簡易瘦身法

大愛電視台新聞主播 **鄭富元** 著

美麗很重要，但是健康更重要，如果可以同時擁有健康和美麗，您心不心動？

作者曾是有二十幾年病史的氣喘病患，在還小的時候，就常因氣喘在半夜被爸媽抱進急診室。後來，終於找到了健身的方法改善健康。

人生的目的不是要做身材的奴隸，本書用正確的運動習慣和飲食習慣，以輕鬆、簡易、不用花費大筆金錢的方式，讓您擺脫對病痛的恐懼，想吃就吃，想玩就玩，讓您微笑著「享瘦」與健美，用高品質的生活來享受每一天。

定價250元

文經社 | 社址：104 台北市建國北路二段66號11樓之1 電話：02-2517-6688
帳戶：文經出版社有限公司 帳號：05088806 傳真：02-2515-3368

國家圖書館出版品預行編目資料

快樂減重50kg：梁文偉醫師現身說法／梁文偉著．
——第一版．——台北市：文經社，2004〔民93〕
面；　　公分．——（文經家庭文庫；115）

ISBN 957-663-412-1（平裝）

1.減肥

411.35　　　　　　　　93006886

文經社

文經家庭文庫 115

快樂減重50kg——梁文偉醫師現身說法

著 作 人—梁文偉
發 行 人—趙元美
社　　長—吳榮斌
企劃編輯—梁志君　　**執行編輯**—吳欣茹
美術編輯—黃昭茵　　**內文設計**—陳俊宏
出 版 者—文經出版社有限公司
登 記 證—新聞局局版台業字第2424號
＜總社・編輯部＞：
地　　址—104 台北市建國北路二段66號11樓之一（文經大樓）
電　　話—（02）2517-6688（代表號）
傳　　真—（02）2515-3368
E-mail—cosmax.pub@msa.hinet.net
＜業務部＞：
地　　址—241 台北縣三重市光復路一段61巷27號11樓A（鴻運大樓）
電　　話—（02）2278-3158・2278-2563
傳　　真—（02）2278-3168
E-mail—cosmax27@ms76.hinet.net
郵撥帳號—05088806文經出版社有限公司
印 刷 所—松霖彩色印刷事業有限公司
法律顧問—鄭玉燦律師　（02）2321-7330
發 行 日—**2004年　5 月第一版 第 1 刷**
5 月　　　第 2 刷

定價／新台幣 180 元　　Printed in Taiwan